胸部微创外科技术

主编 丛 波 赵小刚 彭传亮

山东科学技术出版社

主　编　丛　波　山东大学第二医院
　　　　赵小刚　山东大学第二医院
　　　　彭传亮　山东大学第二医院
副主编　杜贾军　山东省立医院
　　　　郭向东　济宁医学院附属医院
　　　　罗宜人　青岛大学医学院附属医院
　　　　宋晓军　阳信县人民医院
　　　　王勇杰　青岛大学医学院附属医院
　　　　赵　晖　山东大学齐鲁医院
　　　　张　申　济宁市第一人民医院
　　　　臧　琦　山东省千佛山医院
　　　　张永学　滨州市人民医院
编　委　曹　伟　山东大学第二医院
　　　　蔡传珠　兖矿集团兴隆庄煤矿医院
　　　　董　红　山东大学第二医院
　　　　董晓鹏　山东大学第二医院
　　　　棣志明　山东省警官总医院
　　　　方允治　章丘市埠村煤矿总医院
　　　　谷训超　巨野县人民医院
　　　　姜　华　山东大学第二医院
　　　　姜兴涛　山东大学第二医院
　　　　李　波　山东大学第二医院
　　　　刘为褰　日照市第二人民医院
　　　　梁耀飞　滨州市人民医院
　　　　牛　瑞　山东大学第二医院
　　　　盛　林　山东大学第二医院
　　　　孙启峰　山东大学第二医院
　　　　王　晖　山东大学第二医院
　　　　王洪菊　山东大学第二医院
　　　　王　伟　山东省千佛山医院
　　　　王耀鹏　青岛大学医学院附属医院
　　　　由清涌　山东大学第二医院
　　　　张华楠　山东大学第二医院
　　　　张所林　山东大学第二医院
　　　　张松兰　山东大学第二医院
　　　　张元松　庆云县人民医院
　　　　张　颖　山东大学第二医院
秘　书　贠灿华　山东大学第二医院

序

外科医生通过自己的双手为患者去除病灶、解除痛苦、恢复健康，在外科工作中常以用最小的创伤而为患者带来最大收益为宗旨。胸外科手术由长 20～30 cm 的标准后外侧切口，逐渐变为小切口，到今天的微创技术，这是胸外科技术的飞跃发展和进步。尽管微创技术还处于由开始到逐渐普及阶段，但从几十年的实践来看，内镜及显像技术的发展，使微创技术走上了快车道。此项技术已经得到了广大医师及患者的广泛认可。

本书内容丰富，文字简练，并附有大量的图片和图表加以说明，尤其有不少典型病例介绍，如实地总结了实际经验和体会，便于读者理解和借鉴。同时，本书对气管、食管支架技术、射频消融技术等加以介绍，更是锦上添花。该书是一本有较高实用价值的工具书，将有力地促进胸外科微创技术的发展，造福于患者。

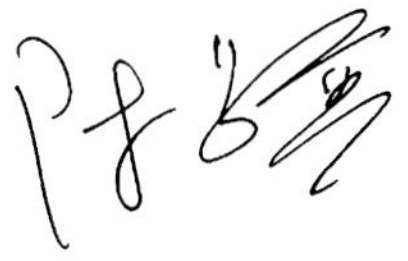

2009 年 10 月

目　　录

第一章　胸部微创技术概述

谈及胸外科微创治疗，人们首先想到的是电视胸腔镜。胸腔镜的使用是20世纪末在胸外科领域发生的一次重大的技术革命，它改变了一些胸外科疾病的治疗概念，成为未来胸外科发展的方向。从广义上讲，在胸外科的所有领域，只要创伤小、痛苦轻、疗效可靠的诊断和治疗方法都应属于微创范畴。因此，在本书中，除胸腔镜的内容外，还包括了食管支架、气管支架、射频治疗和超声气管镜的内容。

外科手术是一把双刃剑，它在治病的同时也为病人带来创伤。胸腔镜微创术在我国开展已有十余年，与常规开胸手术相比，胸腔镜手术具有创伤小、术后恢复快、并发症少、术后生活质量高且符合美容要求等优点，特别适合年老体弱、心肺功能不佳的患者。概括地讲，我国胸部微创外科手术的手术技术日趋成熟，适用病种及手术适应证不断拓宽，各种新术式、新技术不断出现，但各级医院的发展还很不平衡。迄今为止，国内文献报告的胸腔镜手术种类已经多达数十种，包括自发性气胸、肺大疱切除、胸膜疾病活检、纵隔肿物切除、胸腺切除治疗重症肌无力、交感神经切断术治疗手汗症、心包开窗、肺楔形切除、肺叶切除、全肺切除、食管良性肿瘤切除、食管肌层切开治疗贲门失弛症等，随着经验的积累、手术技术的日臻完善、设备器械的不断更新和发展、手术适应证和禁忌证的不断筛选总结，手术适用范围及病种也在不断的扩大和普及。目前也存在一定误区，即使用腔镜就是微创。在单纯的胸腔镜手术中，腔镜通常起主导作用，贯穿整个手术。而对整个微创胸外科而言，腔镜在术中可能是主导的，也可能是辅助的；可能贯穿整个术程，也可能只协助某个操作。因此，腔镜只是胸外科医生的一种相对特殊的、重要的工具，而不是必需的工具；使用腔镜并非就是微创，不用腔镜并非就是大创伤。如食管癌病变仅仅限于黏膜层，使用胸腔镜手术，创伤肯定比传统的“拔脱术”要大；而对于食管下段贲门癌，用胸腔镜＋腹颈联合切口的创伤是否就比左下胸一个切口的创伤更小呢？其次是切口撑开与切口长度的问题。微创外科的切口长度是相对的，“微创胸外科手术切口绝对微小”的定义是形而上学。对于切口撑开与大小的争论实际上牵涉具体情况具体解决的问题。有学者认为，既然是微创手术，就不应该撑开小切口；而也有一部分学者认为既然需要撑开小切口，则创伤就与传统开胸手术无异。这些都是极端的观点，医学行为应该从患者实际出发，而不应拘泥于纯理论的争论，只要患者能够明显从中受益，就应该首先选择。从学科发展的角度来看，胸腔镜外科发展需要解决以下几个问题：①加强培训，建立准入制度来规范手术技术；②制定、修订手术适应证并规范化；③引入临床试验和远期随访考察对比各种术式。

食管、气管良恶性狭窄和各种食管、气管瘘是临床上常见疾病，在治疗上十分棘手和困难，以往无论手术或扩张治疗均存在风险大、创伤大和周期长等问题。食管支架和气管支架治疗上述疾病，不仅有着“立竿见影”的效果，且有创伤小、安全性高和治疗周期短等优点，大大提高了病人的生活质量，有着无可比拟的优势。目前，国内胸外科医生开展支架治疗还比较少，大部分由消化内科和介入科医生所掌握，而且很多人认为这本身就是内科医生的事情，其实由胸外科医生来做这项工作更适合，因为我们对解剖结构和病人术后的生理变化更加熟悉，因此胸外科医生应积极开展和参与该领域。随着技术的进步，目前国内支架的种类较多，应用最广泛的是钛镍记忆合金支架，但该类型支架也有较大弊端，如何选择支架治疗不同性质的疾病是一个大问题。临床工作中我们经常遇到由于支架选择不当给病人带来更大痛苦的病例，为了健康病人不得不付出更高的代价。因此，支架治疗应严格掌握适应证，正确选择适当类型的支架。随着生物技术的进步，支架不再是单纯的支撑和封堵作用，局部的放疗或化疗也会成为可能。

对于胸外科医生来说，射频消融术治疗胸部肿瘤还是比较陌生的。射频消融实质上是热损伤，肿瘤组织被射频电流转变的热能加热，发生脱水、干涸，继而导致凝固性坏死。国外已有文献报道，对于早期肺癌，射频消融治疗和手术治疗 5 年生存率没有统计学差异；对于晚期肺癌，射频消融术也是延长生命的有效治疗方法。

电视纵隔镜的应用越来越广泛，纵隔淋巴结活检，特别是判断肺癌患者临床分期，是最主要的手术指征。近年来，肺癌病人纵隔淋巴结的病理学检查越来越被学术界强调，相比国外常规化、广泛化地开展，我国的电视纵隔镜手术发展相对落后，仍以临床资料和经验总结为主。但近段时间来，随着超声支气管镜的诞生，电视纵隔镜的作用好像有所弱化。超声支气管镜是将微型超声探头通过支气管镜进入气管、支气管管腔，通过实时超声扫描，获得气管、支气管管壁各层次以及周围相邻脏器的超声图像，在此引导下进行穿刺，进一步提高诊断水平。与纵隔镜相比，超声支气管镜无须全麻，创伤更小。超声支气管镜在纵隔疾病的诊断上具有明显的优点，但并不能说明其能够取代电视纵隔镜，两者仍各有其不可取代的作用。目前超声支气管镜作为一种新的仪器，还不能被胸外科医生所了解，应用仅局限在少数经济发达地区。

微创胸外科是一定技术转型时期的历史产物，是建立在传统胸外科的基础上，融合现代技术手段如影像、光源、计算机、器械、材料以及机械缝合，减轻了对机体功能的创伤和胸壁入路创伤，其发展与成像技术及器械的发展有很大关系。每位胸外科医生都应懂得现代器械的使用。微创胸外科也会改变我们的理念，将来的胸外科医生也许不再是单纯的“开刀匠”。

微创胸外科是对传统胸外科的修饰与同化，预计将从“一大一小”两个方向发展：“一大”指器官移植与肺癌的综合治疗，“一小”指操作技术、技巧的微创法，最终将形成现代胸外科。也许 10 年后，不会再有人提微创胸外科，只有现代胸外科。

第二章　肺部疾病的微创治疗

第一节　肺　　癌

肺叶切除术是治疗肺肿瘤最常用的手术方式。对于Ⅰ期肺癌患者，电视胸腔镜肺叶切除术（VL）是一种新的良好选择。我们认为VL手术切口应该在6 cm以内，不用肋骨撑开完成；对胸腔和肺门的暴露和操作，需要通过监视器而不是通过切口。成功的VL手术应该是标准的解剖性肺叶切除和完整的区域淋巴结清扫。大宗的临床证据表明，该术式较传统开胸手术具有创伤小、手术视野好、出血量少、围术期疼痛轻、并发症少、术后恢复快、手术效果肯定等优点，是胸部微创手术的发展趋势。

一、手术适应证

随着手术水平和手术器械的进步和发展，VL的手术适应证正逐步放宽。但是，严格选择患者是保证手术顺利施行的关键。在具备一般肺癌手术适应证的前提下，还有具备：

1. 临床分期为Ⅰ期，可以通过强化CT和PET-CT评价。

2. 叶间裂发育良好。可以通过高分辨CT评价。随着手术技术的进步，这已经不是手术的禁忌。

3. 胸膜腔没有严重的粘连。一般的粘连可以通过胸腔镜仔细游离，但是胸膜腔闭锁和严重的胸膜腔粘连仍然是手术的相对禁忌，因为明显延长手术时间、增加了麻醉时间，加大了手术创伤。

4. 患者经济基础良好，能够承担相关手术费用。

二、术前准备

与开胸手术一样，通过各种术前常规检查和化验，评价患者身体状况，能否耐受麻醉和手术创伤。除外远处转移，进行临床分期，严格选择手术患者，对症支持治疗，改善心肺功能状态等。

三、手术方法

1. 麻醉和体位　通常采用双腔气管插管单肺通气模式。单侧肺通气麻醉时，患者取侧卧位，通过调整手术床呈30°“折刀位”使患者侧屈，以使胸腔镜有最大的活动范围并使肋间隙增宽。手术者站在患者前方，助手站在后方。

2. 手术切口　通常在腋中线第 7 肋间做 1 cm 切口进胸腔镜，首先探查胸腔粘连、肿瘤位置和肿瘤周边情况，必要时楔形切除将肿瘤送病理检查，探查叶间裂发育和肺门淋巴结肿大情况。探查后如果认为适合 VL 手术，通常在第 4 或者 5 肋间锁骨中线向后做 5 cm 切口作为操作口，在肩胛下角前方 2 cm 处做 1 cm 切口作为辅助操作孔。进胸时应沿下一肋骨上缘以尽量避免损伤肋间血管。30°胸腔镜通常从第 7 肋间切口置入，因为这个位置最低，可以更好地显露胸腔，并且胸腔镜的 30°倾角使术者更容易看清楚肺门的解剖结构。手术切口经肋骨间隙进胸。

3. 手术操作　通过轻柔仔细的操作，几乎所有肺叶上的病灶都可以通过切口触及。在整个手术过程中，使用的是加长的腔镜器械。如果有粘连，多数时候需要完全游离，使整个肺完全游离活动。然后解剖肺门结构。现代清晰的腔镜成像使我们可以清晰地看到肺门结构。仔细完整充分地依次游离并用胸腔镜器械（切割器、切割闭合器等）切割、闭合肺静脉、动脉分支和支气管。最佳的切口可以提供适当的视角，方便操作，不同组织使用器械角度的最佳切口位置也不同。

当所有组织切断，肺叶完全切除后，将标本肺叶放入无菌标本袋中，完整移出胸腔。大片的胸膜粘连不是 VL 的禁忌证，事实上，我们一般不随意中转开胸，除非遇到胸腔镜无法解决的困难。随后，我们需要完整清扫纵隔淋巴结，然后冲洗胸腔，仔细察看有无漏气，尤其是支气管残端。留置胸腔闭式引流管，关闭切口。

手术的情况和步骤，我们以右肺下叶为例进行介绍（图 2-1-1～30）。

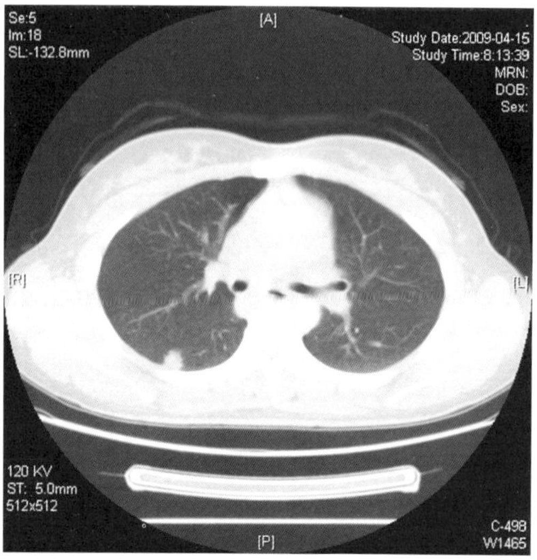

图 2-1-1　肿瘤位于右肺下叶，临床Ⅰ期，直径约 2.5 cm，术后病理为中分化支气管源性腺癌

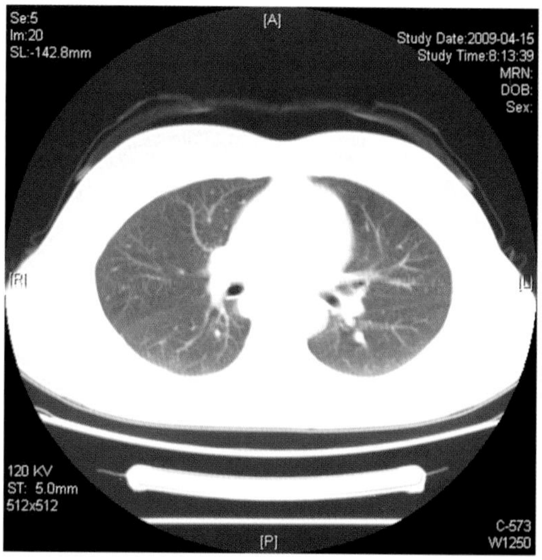

图 2-1-2　叶间裂发育良好，可以看到清晰、完整的叶间裂乏纹理区带

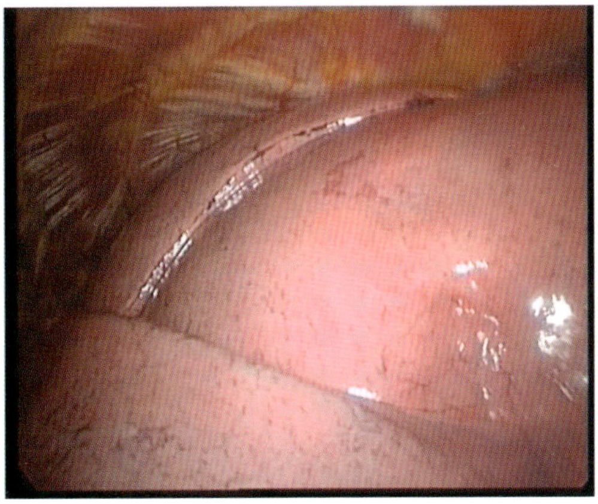

图 2-1-3　首先进胸腔镜探查叶间裂发育情况，图示叶间裂发育良好

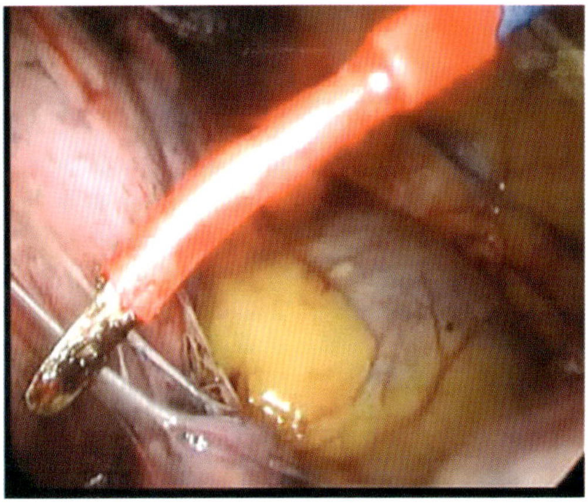

图 2-1-4　处理可能存在的粘连带

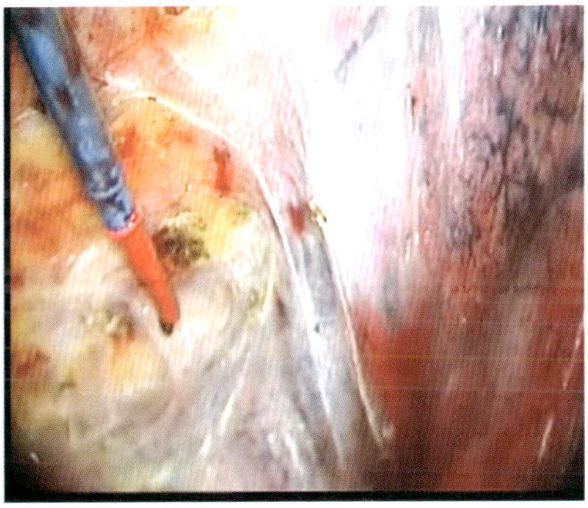

图 2-1-5　广泛、严重的胸膜腔粘连已经不是手术禁忌，图示游离闭锁的胸膜腔

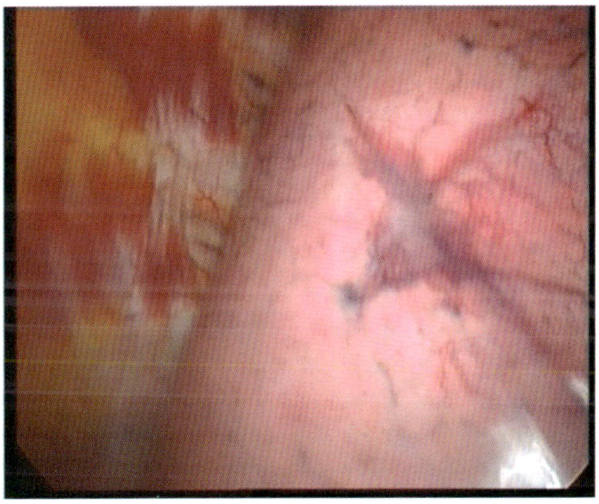

图 2-1-6　初步探查肿瘤位置和表面胸膜情况，图示肿瘤处胸膜明显皱缩

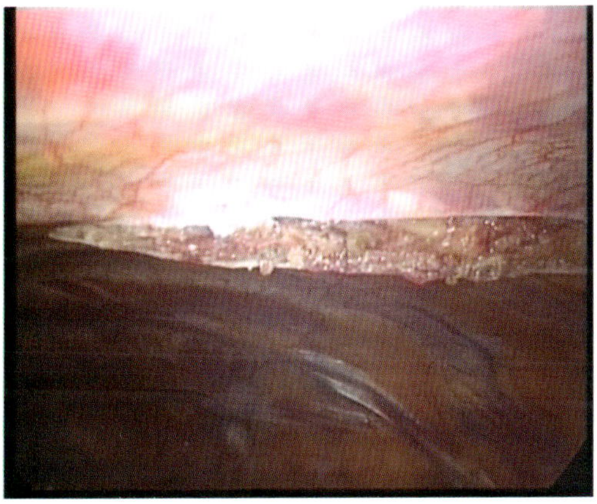

图 2-1-7　电刀切开主操作孔，位于第 5 肋间，约 5 cm 长

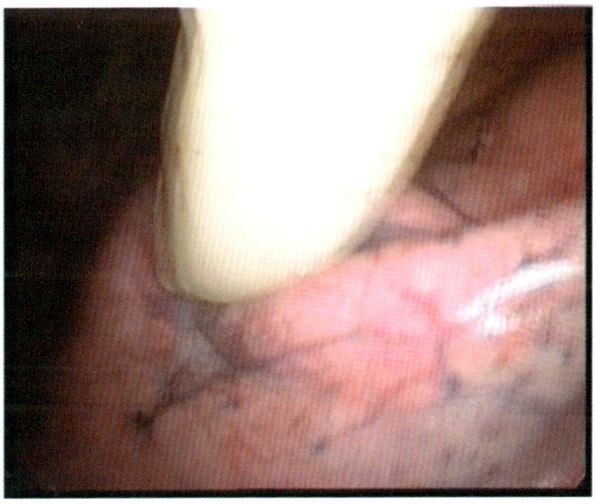

图 2-1-8　几乎所有的肿瘤都可以通过手指触及，该肿瘤质硬

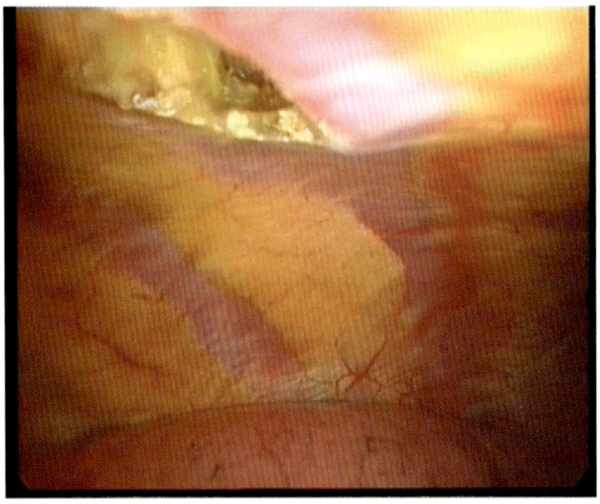

图 2-1-9　切开辅助操作孔，位于第 6 肋间肩胛线前方，长约 1.5 cm

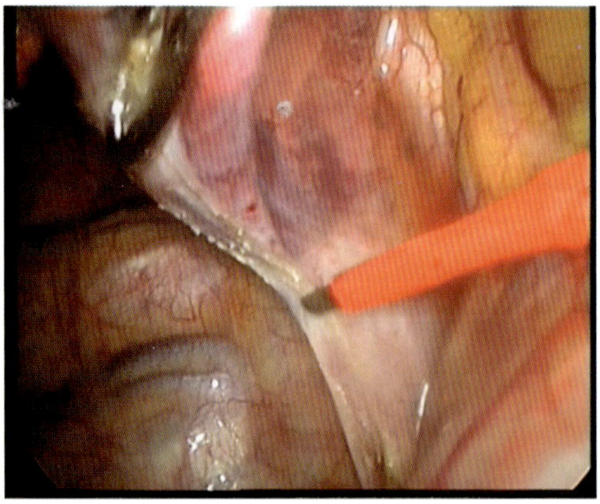

图 2-1-10　用电刀游离肺下韧带，如果有肿大淋巴结，同时予以切除

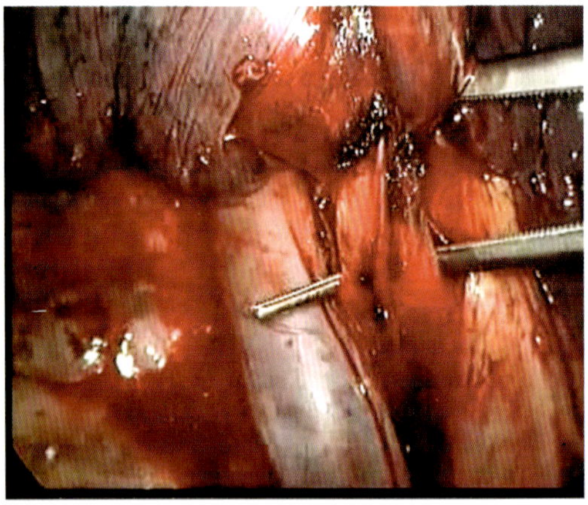

图 2-1-11　游离左肺下叶静脉，足够长的游离有利于进一步闭合切割

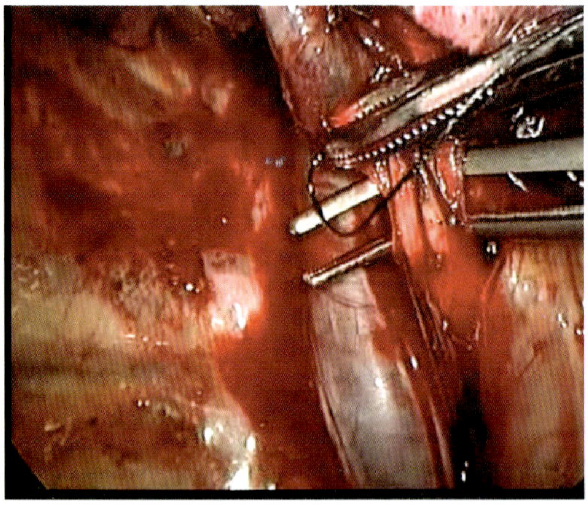

图 2-1-12　游离血管套线，协助放入腔镜切割闭合器

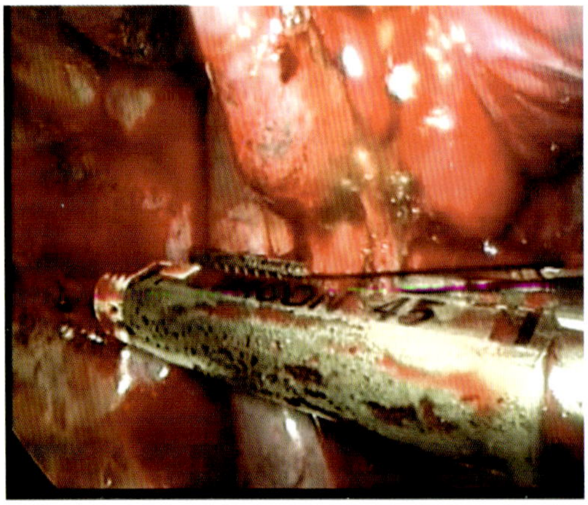

图 2-1-13　应用强生 ATW 腔镜切割闭合器白钉仓处理左肺下叶静脉

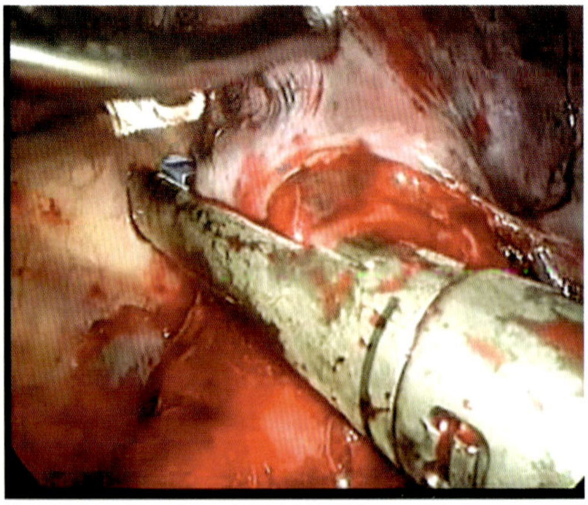

图 2-1-14　同样的方法应用蓝钉仓处理发育不全的左肺斜裂后部

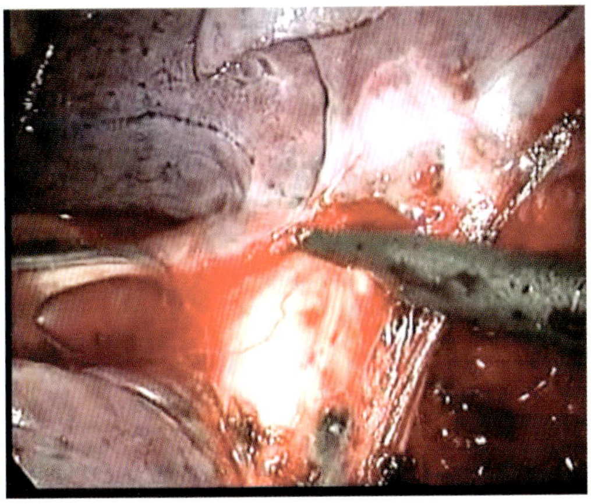

图 2-1-15　电刀和电凝钩是主要的锐性游离器械，图示为游离左肺下叶动脉

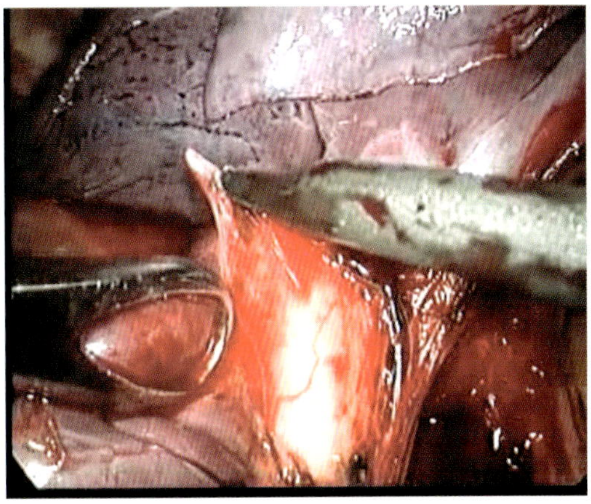

图 2-1-16　电凝切断条索，避免出血，保持视野清晰是手术成功的关键

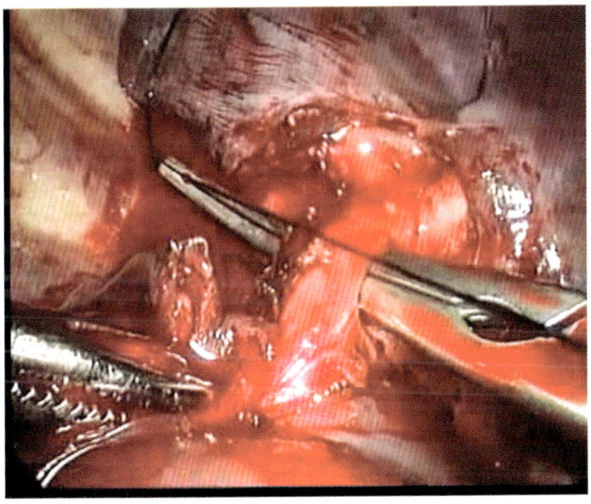

图 2-1-17　充分、彻底、清晰的游离是安全快速闭合切断的前提，同样需要套线协助

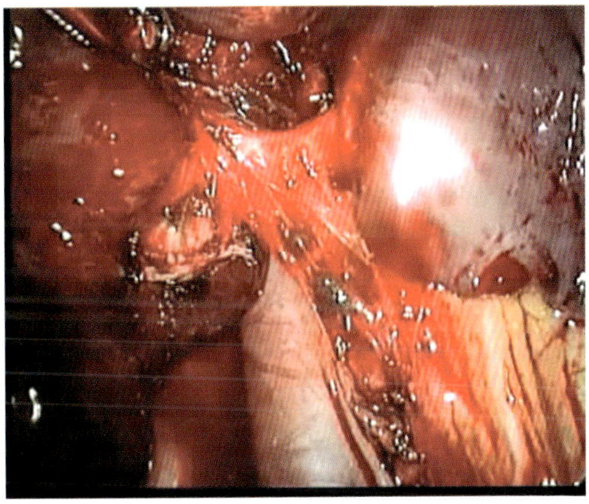

图 2-1-18　下叶支气管尽可能游离彻底，并向远心端游离，以保护中叶支气管

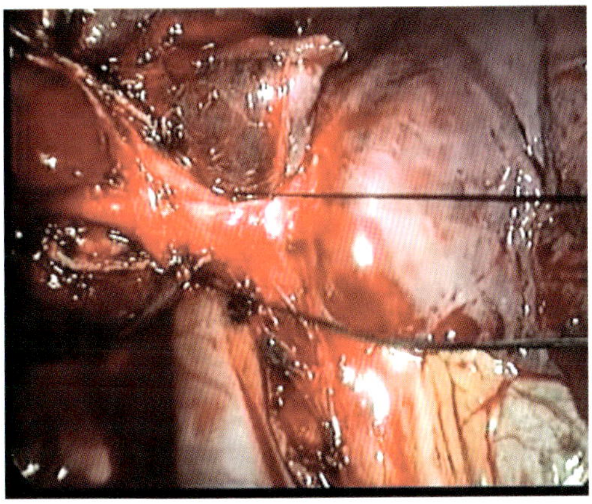

图 2-1-19　支气管套线协助放置强生 ATW 腔镜切割闭合器

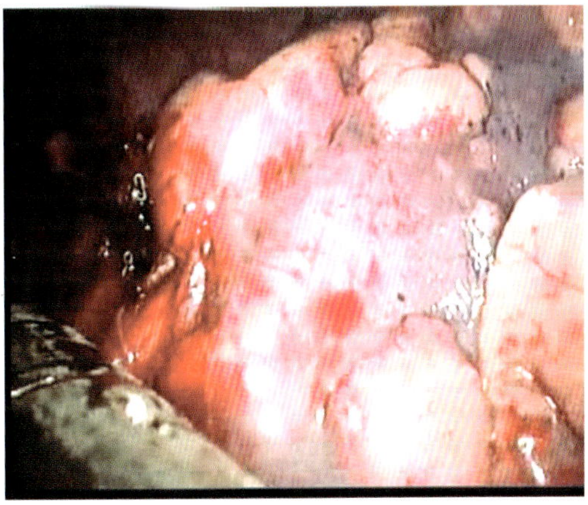

图 2-1-20　闭合切割支气管前膨肺，确认中叶和上叶通气良好

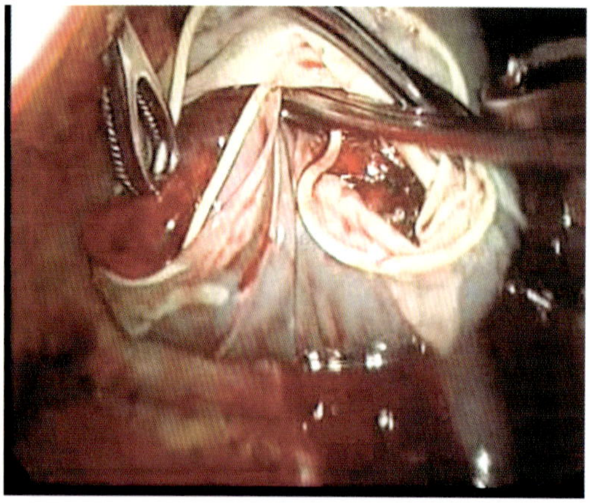

图 2-1-21 切除肺叶装入无菌标本袋（无菌手套）中取出，避免切口污染

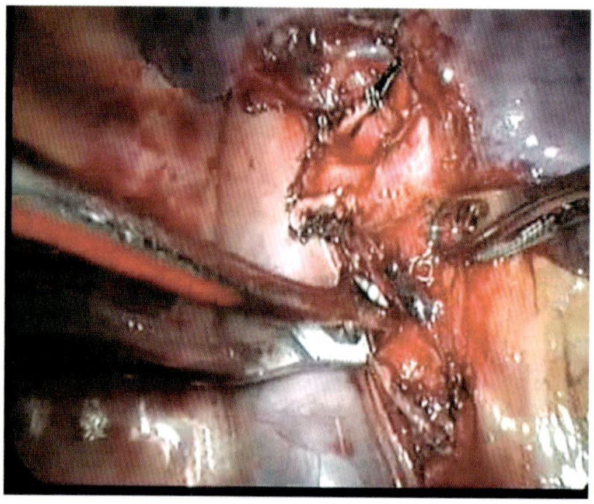

图 2-1-22 闭合良好的肺门结构，自上而下依次为动脉、支气管、静脉及肺门淋巴结

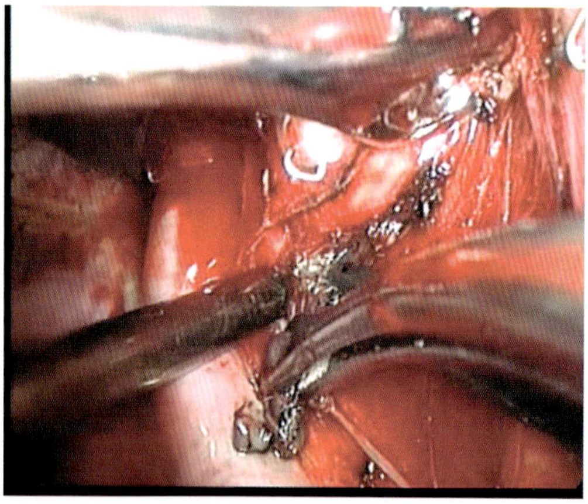

图 2-1-23 游离并清扫第 10 组淋巴结（肺门淋巴结）

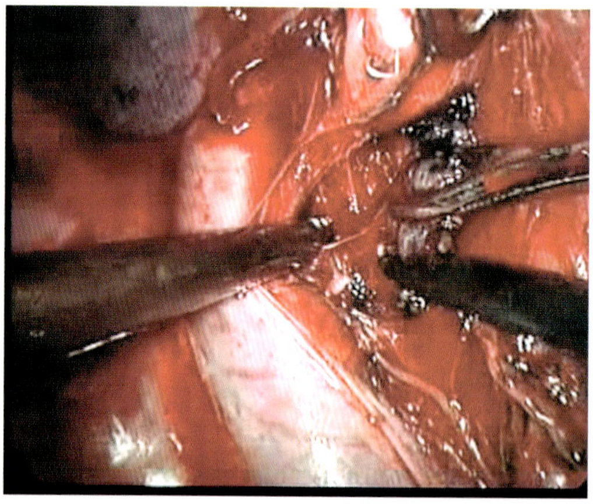

图 2-1-24 游离并清扫第 7 组淋巴结（隆突下淋巴结）

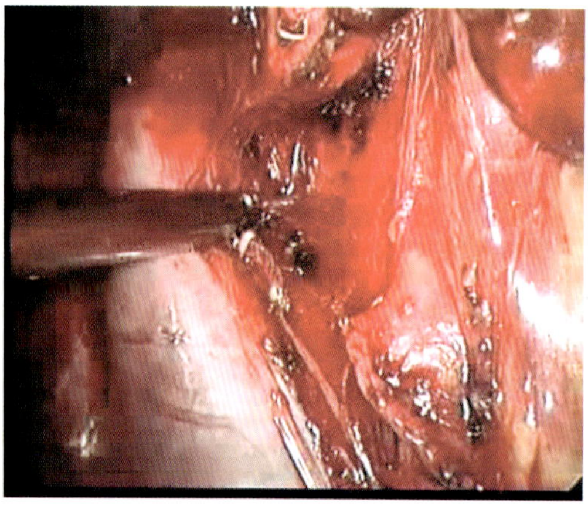

图 2-1-25 清扫淋巴结后的隆突下创面，局部渗血可以电灼或钳夹电凝止血

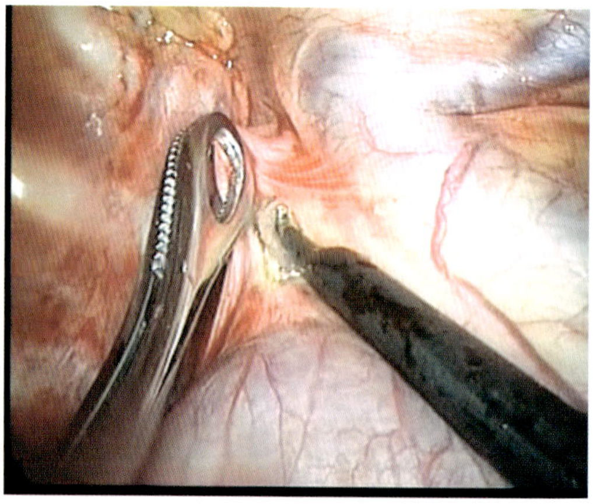

图 2-1-26 电刀切开上纵隔胸膜，游离第 4 组淋巴结

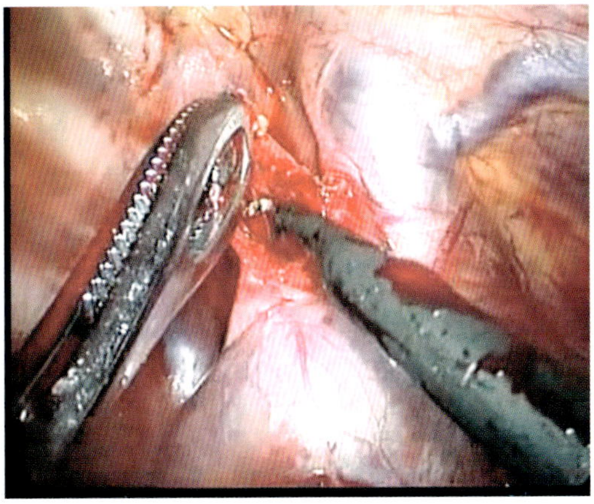

图 2-1-27　清扫左侧第 4 组淋巴结

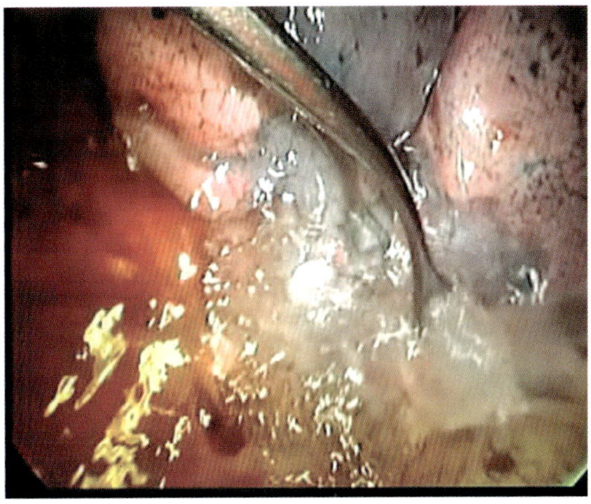

图 2-1-28　无菌注射用水常规冲洗胸腔

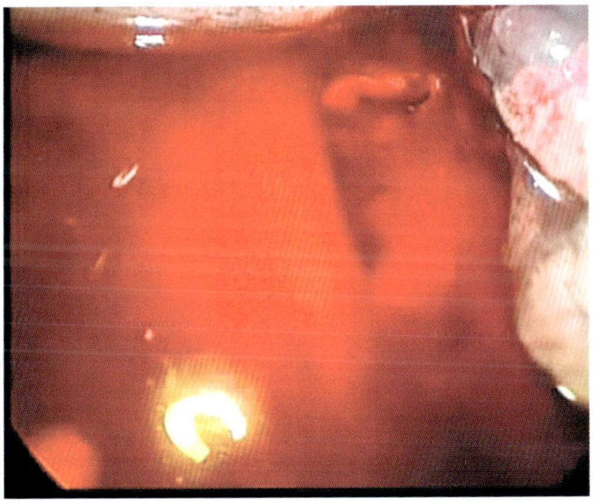

图 2-1-29　30 cm 水柱压力肺通气膨胀，确认支气管残端无漏气

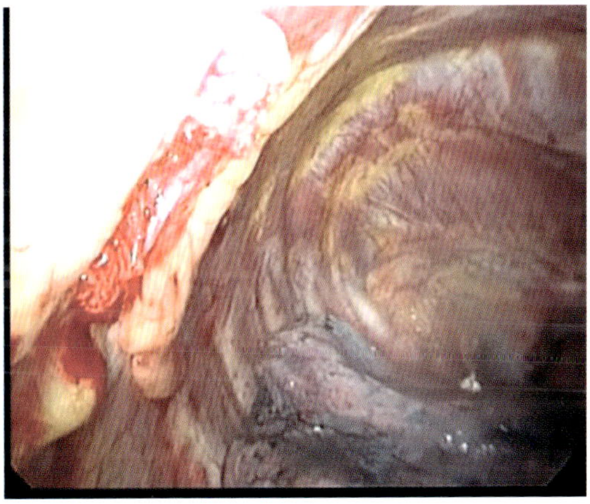

图 2-1-30　关胸前常规检查各切口有无渗血

对于其他肺叶的切除，手术技巧大致相同，具体操作可能有区别。对于单纯早期周围型肺癌，没有明显淋巴结肿大且叶间裂发育良好，肺叶解剖性切除本来就是相对简单的手术，这也是我们在最初阶段选择手术指征的原因。

从图示看，对于右肺下叶切除，我们遵循着这样的顺序：肺下韧带—肺静脉—叶间裂—肺动脉—支气管，第 10、11 组淋巴结顺便清扫。但是因为患者个体发育的差异，我们的手术顺序不是固定的。总的原则是，在一个暴露位置尽量游离，首先游离简单、直观、方便和容易处理的结构，最后切断处理肺门血管和气管；尽量首先处理静脉，后动脉。在处理肺静脉之前，我们充分游离叶间裂和肺动脉后，切断肺静脉后，能尽快处理肺动脉，减少了肺充血时间，从而减少手术创伤。

对于右肺上叶，我们通常的处理顺序如图 2-1-31～44 所示。

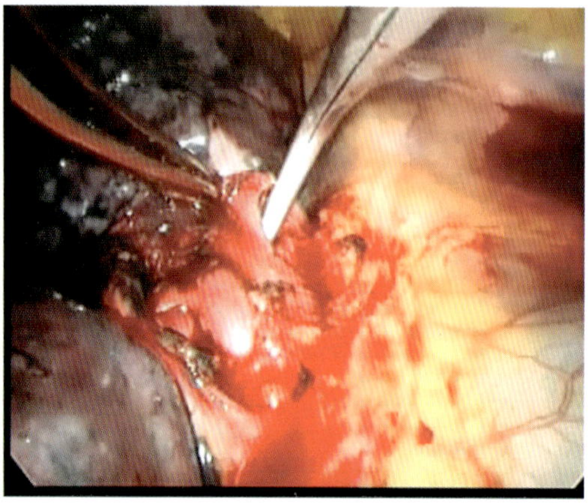

图 2-1-31 游离上叶静脉，注意保护中叶静脉

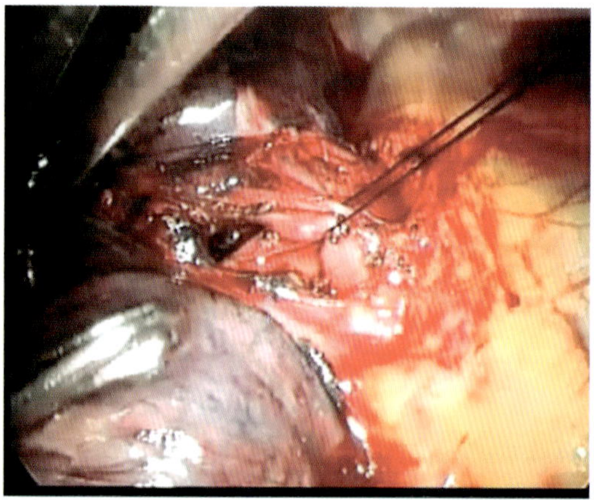

图 2-1-32 同样套线，利于处理。如果操作熟练，游离血管顺畅，可以免除套线

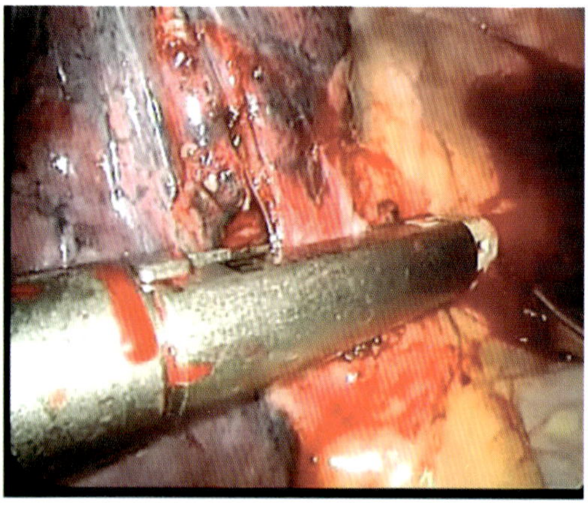

图 2-1-33 从辅助操作孔进器械处理上叶静脉更容易

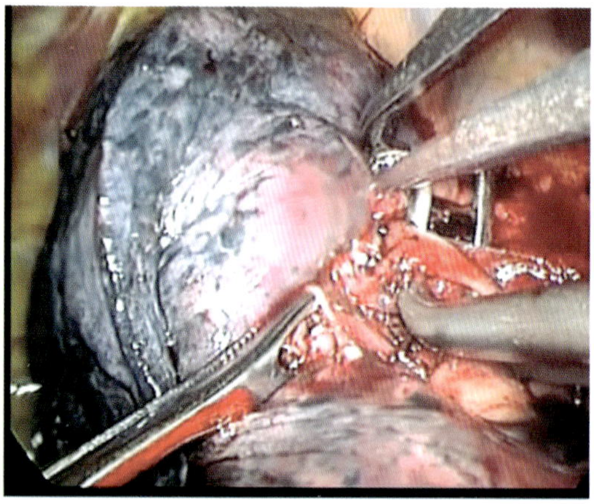

图 2-1-34 游离上叶动脉第 1 支，因血管较细，为节约费用，可结扎处理

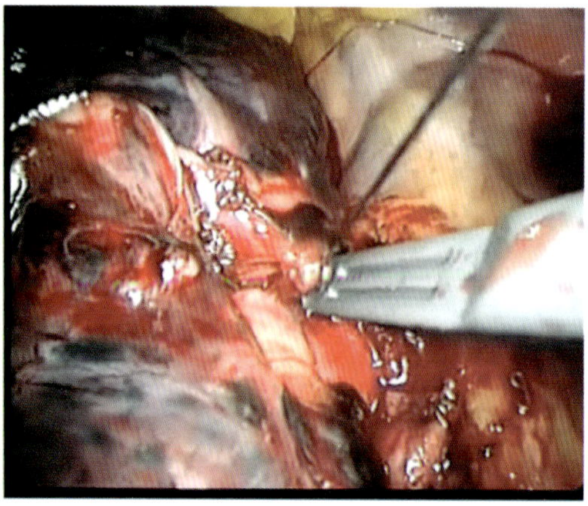

图 2-1-35 使用推结器经主操作孔结扎上叶动脉第 1 支

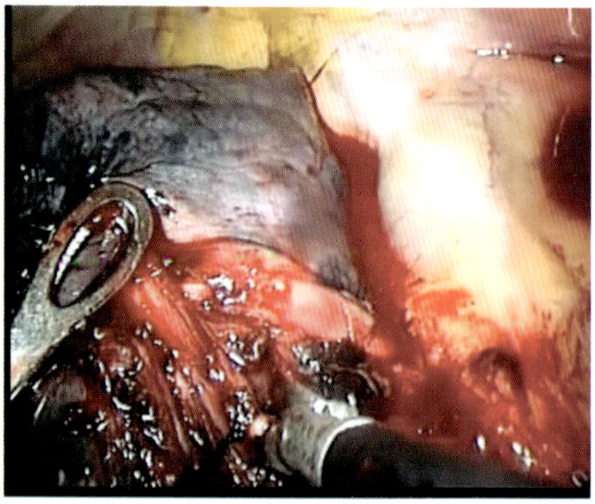

图 2-1-36 在远心端和近心端结扎后，使用腔镜剪刀切断

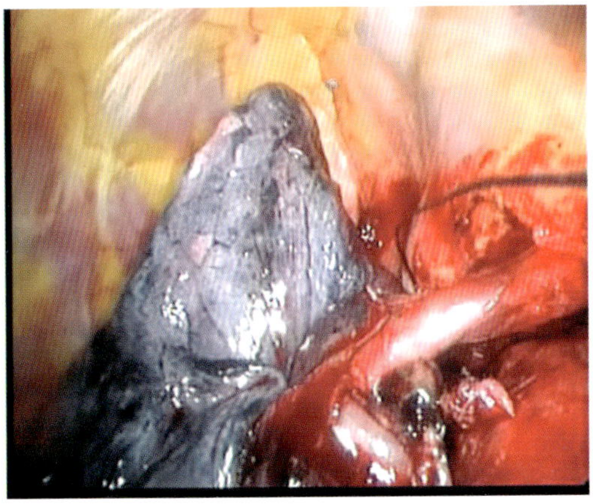

图 2-1-37　游离上叶动脉第 2 支并套线

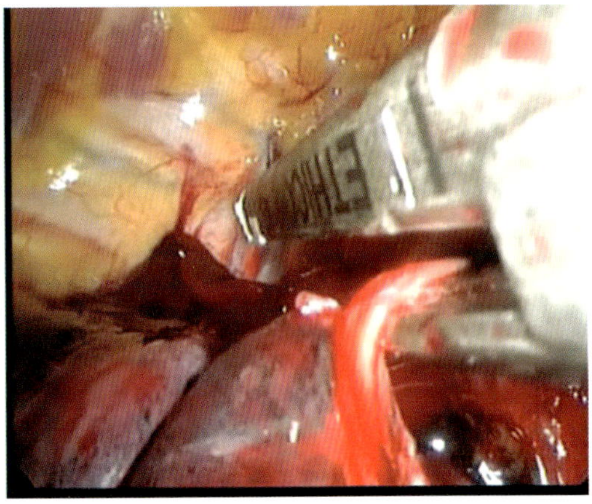

图 2-1-38　自主操作孔进器械处理上叶动脉第 2 支

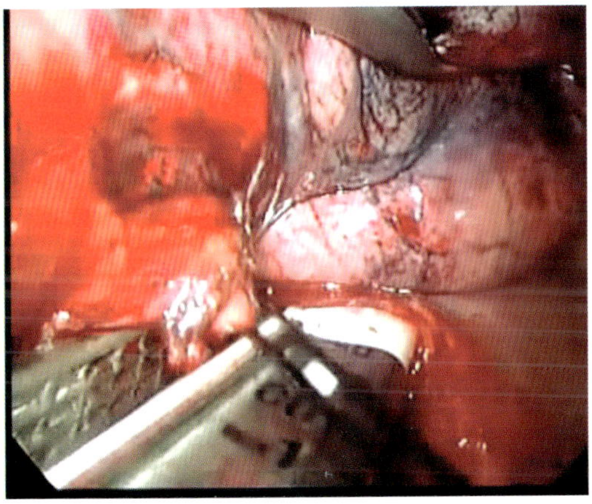

图 2-1-39　有时候自辅助操作孔进器械处理动脉分支更顺畅

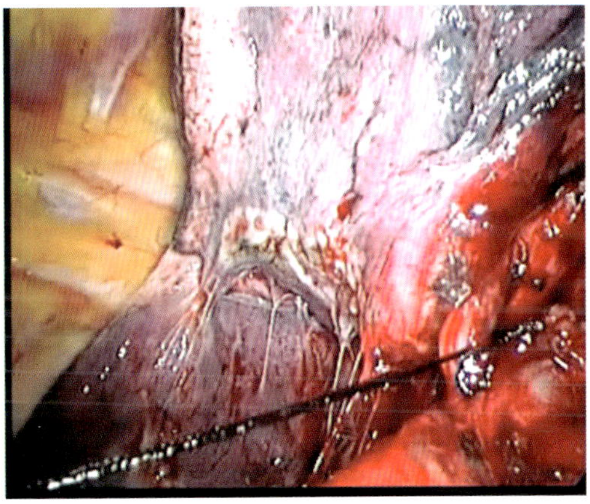

图 2-1-40　游离后升支动脉并套线处理

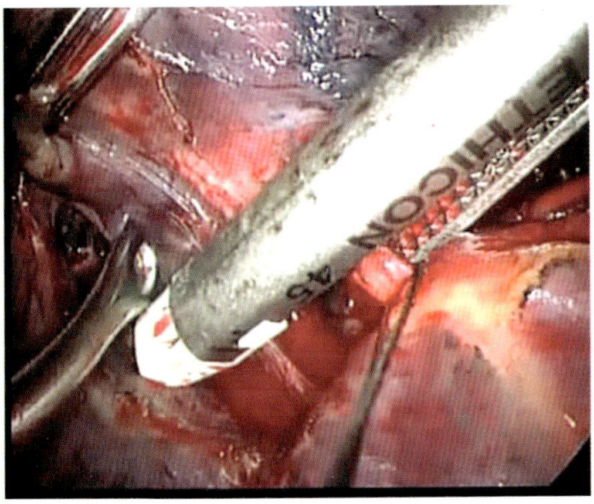

图 2-1-41　自主操作孔进器械处理后升支动脉

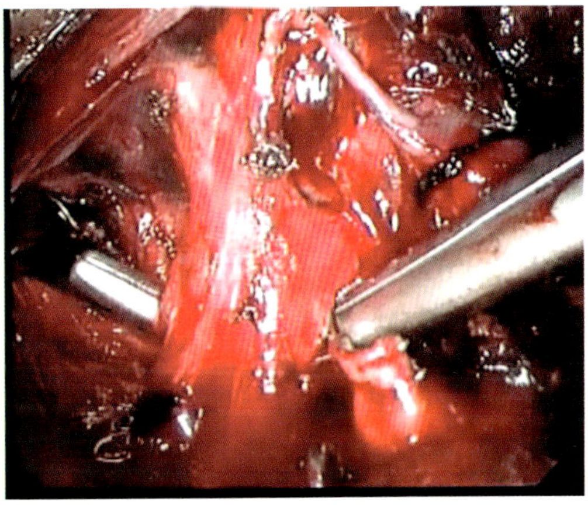

图 2-1-42　游离气管并套线，因为周围有动脉分支，应当倍加小心

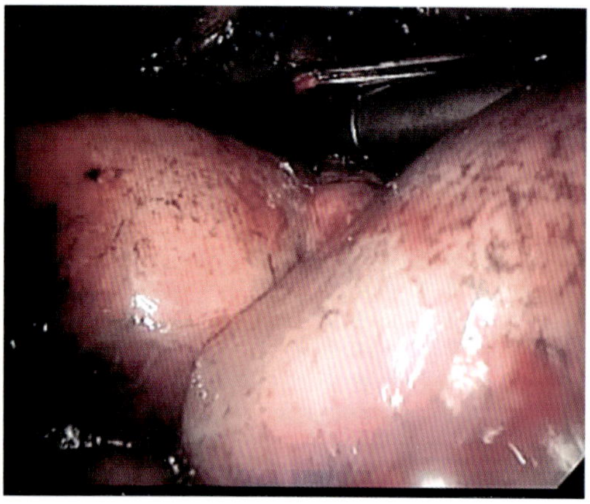

图 2-1-43　切断气管前，同样要膨肺确认中间支气管完整，未受损伤

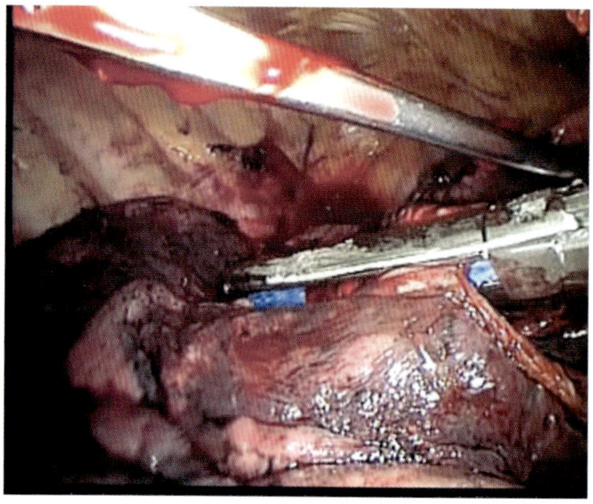

图 2-1-44　最后分两次处理发育不完全的叶间裂，节约钉仓使用

如果叶间裂发育良好，可以从容处理时，则可以先处理叶间裂，然后处理支气管，最后一起处理上叶动脉；甚至可以将上叶动脉除后升支外的多条血管一并处理，节约钉仓使用。

右肺中叶的处理相对比较从容，可以依据具体情况，依次处理血管和气管。但是我们首先切断的仍然是中叶动脉，尤其注意保护邻近的上叶静脉，避免误伤。由于胚胎发育和人体解剖特点，水平裂发育常较斜裂差，故而我们常首先从斜裂入手，处理中叶支气管（图2-1-45～49）。

对于左肺上叶与左肺下叶的处理，相对于右侧肺叶没有特别之处，需要注意的是解剖结构的差异。

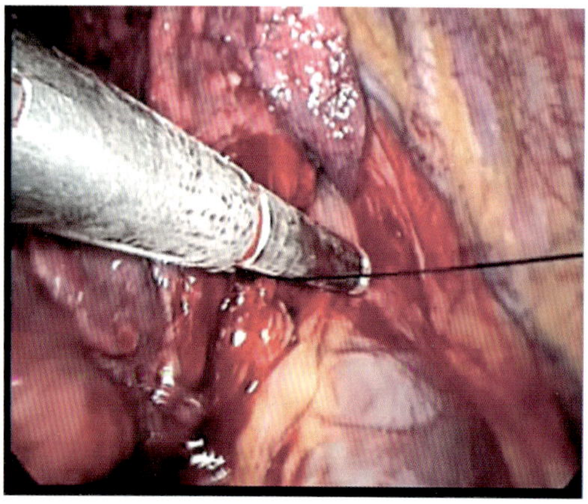

图 2-1-45　处理中叶静脉，一般从辅助操作孔进器械

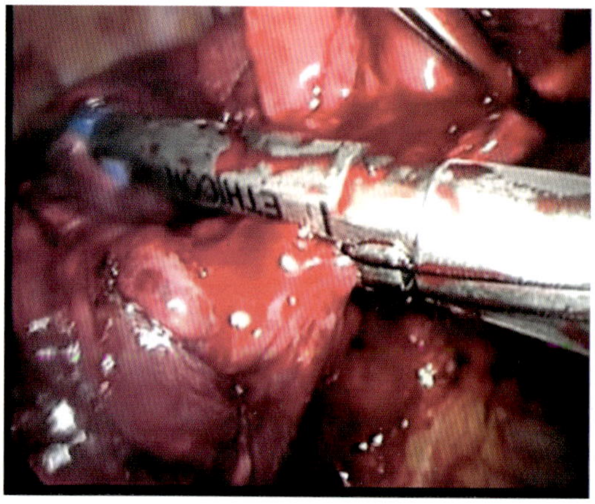

图 2-1-46　处理发育不全的斜裂

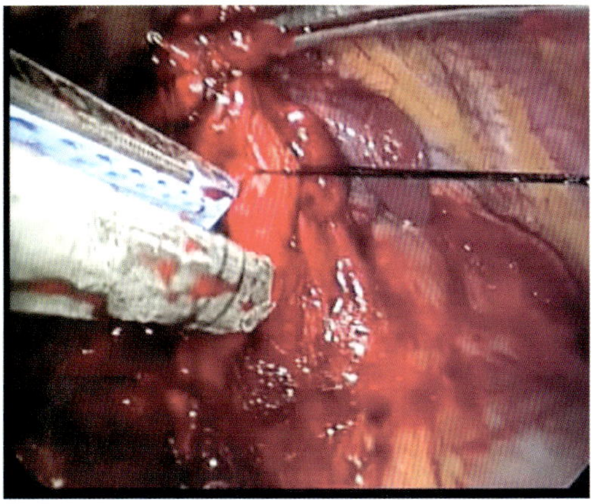

图 2-1-47　游离并处理中叶支气管

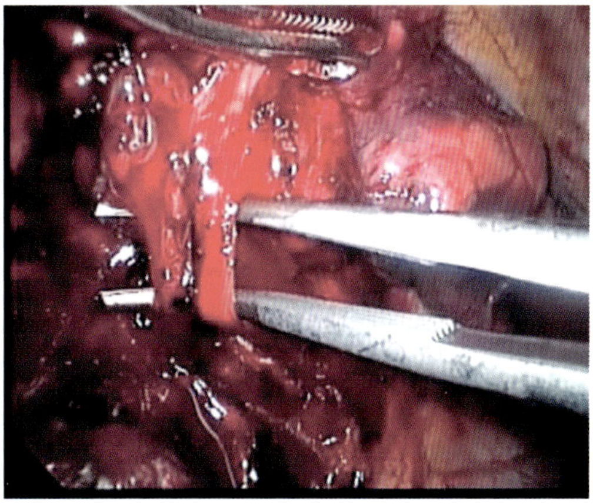

图 2-1-48　游离并处理中叶动脉两支

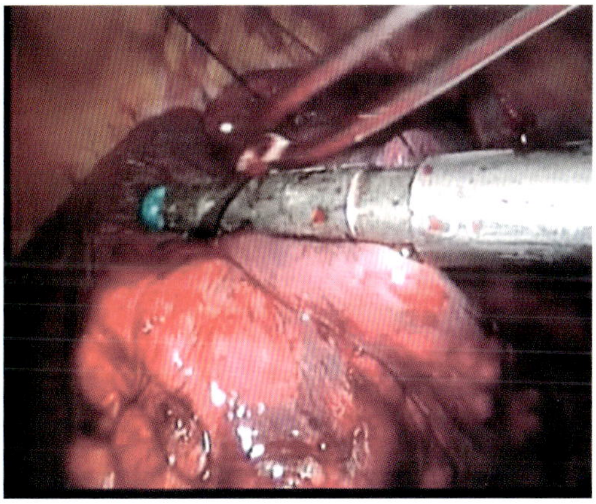

图 2-1-49　最后处理发育不全的水平裂

四、术后处理

同常规开胸手术处理，注意引流管护理，按照手术病理分期，进行相应的化疗等综合治疗。

五、注意事项

1. 手术切口的位置和大小不是固定的，可根据手术操作和个人习惯不同而变化，不同肺叶切除的切口位置也不尽相同。手术过程中腔镜和操作位置可以交替更换，3 个切口的位置不宜太近，避免互相影响；也不宜太远，便于术中操作的协调。主操作切口的位置应遵循距肺门近、创伤小、美观的原则。

2. 处理血管和支气管时，应尽量游离足够长，并在体外模拟调整好腔镜切割缝合器放置角度和方向，尽量一次到位，避免反复操作引起损伤。对于较细的血管可以结扎处理或者 Hamlork 处理，以节约手术费用。按照闭合组织类型和厚度等选择合适的钉仓，一般血管选择白色钉仓，较粗支气管选择绿色钉仓，较细支气管、叶间裂和肺组织选择蓝色钉仓。

3. 对于发育不全的叶间裂可充分游离后，保护好主要血管，经血管表面分离打通为隧道样，行腔镜切割缝合器处理。较小范围的发育不全的叶间裂也可以通过钳夹结扎处理。

4. 胸膜腔粘连并非手术禁忌。对于一般不是非常严重的粘连，由于胸腔镜视野好，游离较开胸手术容易；但是对于广泛的严重粘连，分离创面渗血致视野不清，分离缓慢，明显延长手术时间、增加创伤时，则建议开胸处理。

5. 由于腔镜下肺叶暴露和翻转相对困难，所以在一个暴露位置尽可能更多地充分分离和游离，尽量少变换暴露位置和方位，缩短手术时间。

作为一种相对较新的微创操作技术，胸腔镜肺叶切除术的学习、实践和熟练需要有个过程，有一个大致类似的学习曲线。随着操作熟练程度的增加和器械的改进，相信手术指征会逐渐放宽，手术时间逐渐缩短，手术创伤也会逐渐减小。

第二节　肺良性肿瘤

随着现在胸部CT检查的普及和广泛临床应用，对于肺良性肿瘤或肺结节性病变，临床上发现和诊断越来越多。肺良性肿瘤一般缺乏特异性的临床症状，是在体检和常规X线片检查时发现，影像学多表现为周围单发的结节性占位，边缘光滑，有时可见钙化影。肺良性肿瘤可分为上皮肿瘤、中胚层肿瘤、炎性或其他假瘤，如错构瘤、炎性假瘤、畸胎瘤、结核球、血管瘤、神经鞘瘤等。诊断多依赖于CT上的影像学特点。肺良性肿瘤尤其肺结节性占位的治疗一般首选手术治疗，术中快速病理检查或术中所见作为最后的临床诊断。胸腔镜手术在治疗肺良性肿瘤方面，有着无可比拟的优势，创伤小、痛苦轻、术后恢复快等是其优点。肺楔形切除术或单纯肺良性肿瘤摘除术是最为常用的手术方式。

一、手术原则

肺实质内的周围型肺占位，有完整包膜，手术切除时应遵循保留更多正常肺组织的原则。如肿瘤靠近肺门血管区、体积巨大且在肺实质内，单独切除肿瘤手术难度大，应行肺叶切除。

二、手术方法及手术技巧

首先进行结节定位。良性结节多不侵犯脏层胸膜，故多数无法在镜下直接定位，而常表现隆起外观(图2-2-1)。镜下可通过器械探查，感觉肿瘤位置，一般多数肿瘤可通过器械提至靠近胸壁处，通过手指触摸定位(图2-2-2)。多数良性肿瘤(如错构瘤、神经纤维瘤等)活动度较大，术中在肿瘤定位后，可先用卵圆钳或腔静脉游离钳给予钳夹固定其位置，而且能够最大限度地将肿瘤赶至肺组织表面。另外，多数肿瘤可行脏层胸膜切开(图2-2-3)，分离表面肺组织后(图2-2-4)单纯切除肿瘤；部分良性肿瘤(如炎性假瘤、结核球、血管瘤等)不易单独分离，可直接行楔形切除(图2-2-5～8)。在切除肿瘤后，送快速病理进行进一步明确诊断。

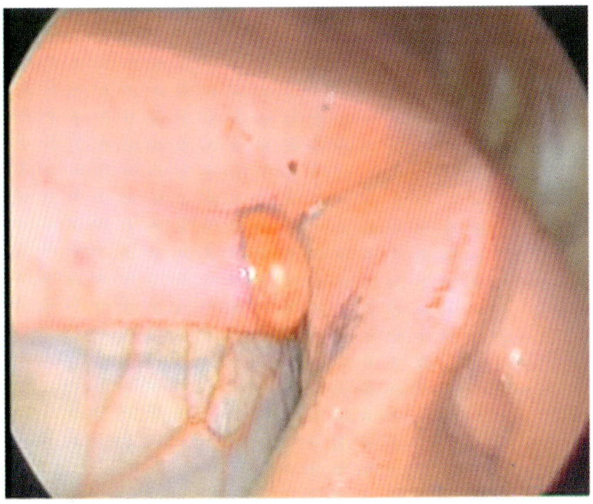

图 2-2-1　左肺上叶舌段结节性病变，表面光滑

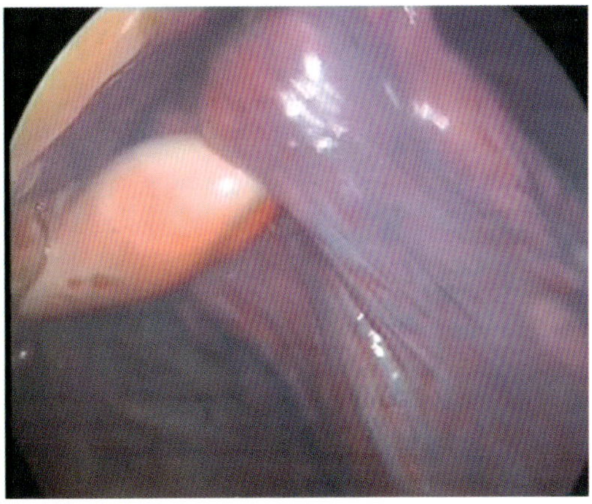

图 2-2-2　用手指触摸肿块

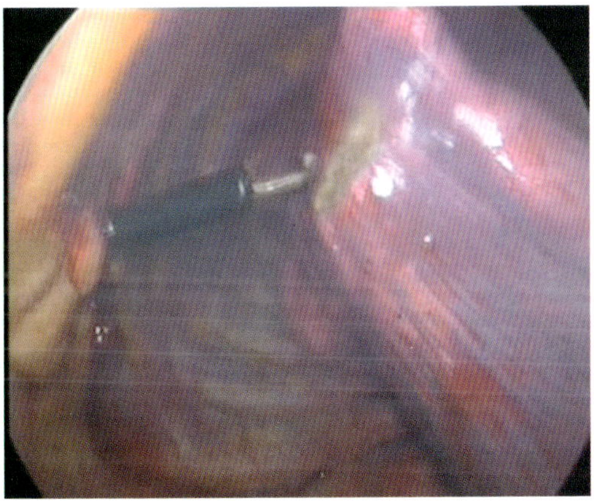

图 2-2-3　使用电凝钩切开结节显示肺组织

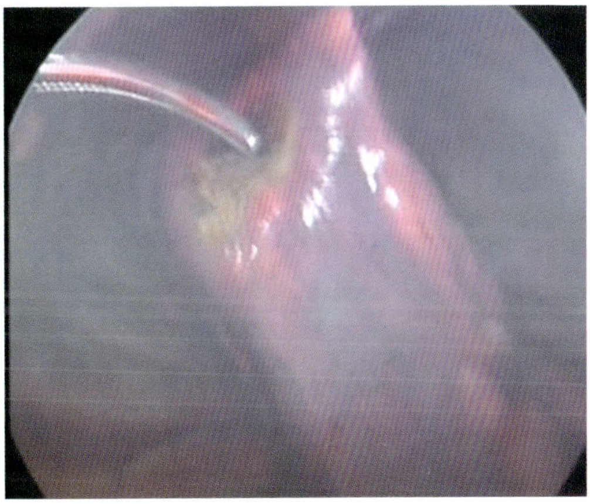

图 2-2-4　血管钳钝性分离表现肺组织

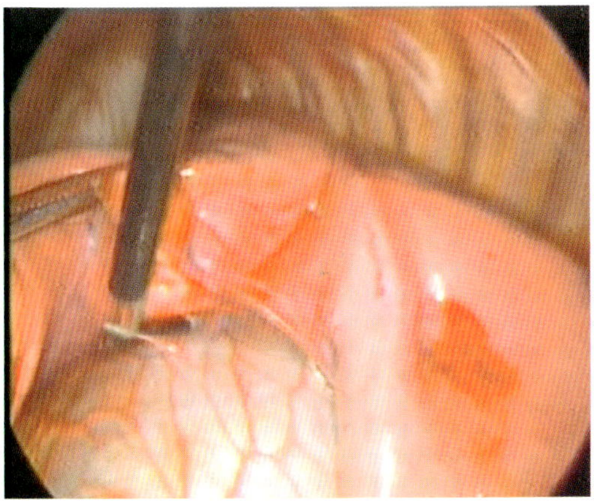

图 2-2-5　使用电凝钩烧断粘连带

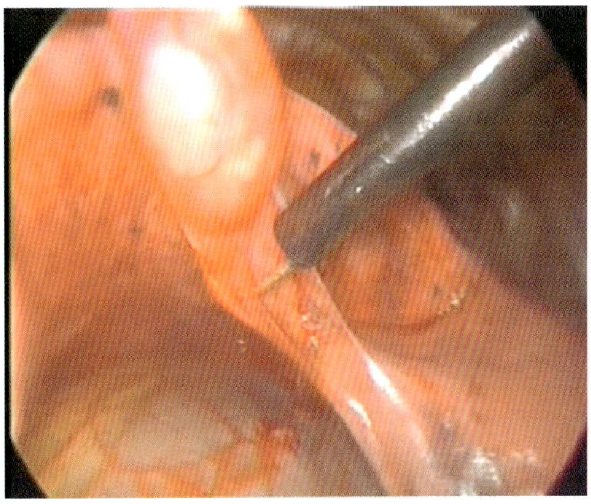

图 2-2-6　彻底游离病变周围

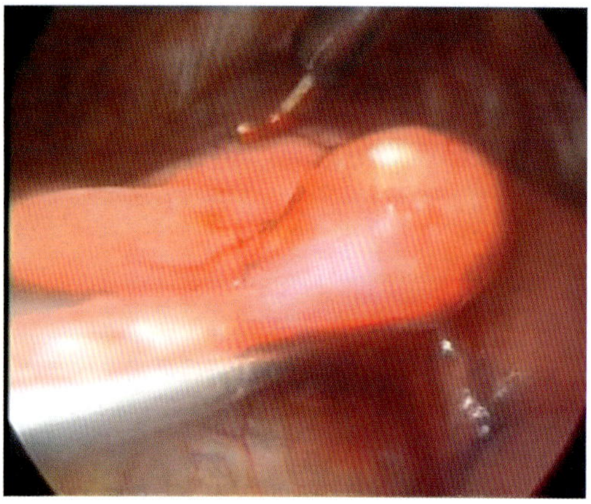

图 2-2-7　卵圆钳钳夹结节基底部

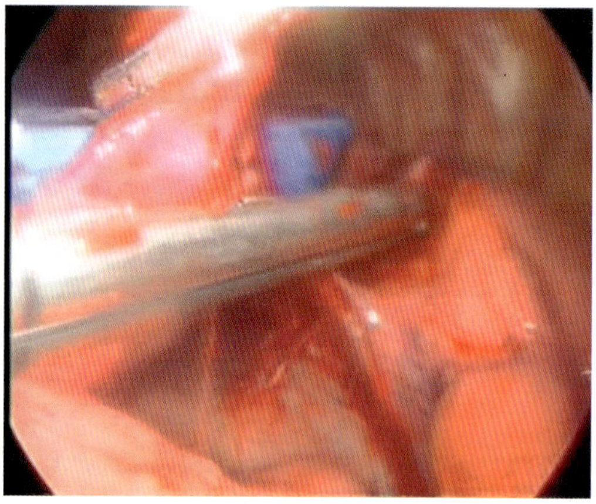

图 2-2-8　使用腔内切割缝合器完整切除，术中快速病理检查结果为错构瘤

第三节　肺　大　疱

肺大疱是胸外科常见疾病，可分为先天性和后天性两种，多以自发性气胸作为首发症状。先天性肺大疱多见于瘦长体型的年轻人，后天性肺大疱多继发于肺部慢性炎症和慢性阻塞性肺疾病(COPD)，后者除表现自发性气胸外，亦可因巨大肺大疱的形成而出现进行性加重的胸闷、憋气等症状。肺大疱切除术是治疗自发性气胸的常见方法，目前胸腔镜下肺大疱切除术已被广大胸外科医师所认可，已作为肺大疱切除的首选术式。

一、手术适应证

1. 两次以上反复发作的自发性气胸。

2. 虽然为首次发作，但伴有以下情况者：①胸部 CT 检查示病变明确，有明显肺大疱者；②自发性血气胸患者；③双侧同时发作的自发性气胸；④胸腔闭式引流术后长期漏气(≥7 天)且没有明显减轻，甚至加重者；⑤自发性张力性气胸患者。

3. 伴有巨大肺大疱患者。

二、手术禁忌证

1. 心、肺等脏器功能不全，一般情况差不能耐受手术麻醉者。

2. 既往有胸膜炎、肺部感染或结核病史患者，结合 X 线等影像学检查，考虑胸腔内广泛紧密粘连者。

三、手术治疗原则

腔镜下切除肺大疱与开胸切除肺大疱时，都应注意：不论为带蒂型还是宽基底型，切除时都应在大疱根部下方的正常肺组织处进行切断；尤其在切除巨型大疱时，有时不易找到大疱的基底部，可行弧形或"U"形切除。亦可先打开大疱放气，找到段支气管开口进行结扎，再切除大疱。对于巨大肺大疱，为了安全起见，有时可行肺叶切除以防止自发性气胸复发。对于双侧肺大疱的患者，如肺功能较差，可选择肺大疱较多、较大或有气胸病史侧进行手术治疗；对于身体情况良好、肺功能较好者，可一期行双侧肺大疱切除术，先做严重侧。

四、手术方法

采用静脉复合麻醉，双腔气管插管行单肺通气。健侧卧位，于腋中线第 6 或 7 肋间切小口作为观察孔进胸腔镜，腋前线第 3、4 肋间和腋后线第 6 肋间切口作为操作孔。取操作孔时应在镜下直视，明确有无出血（图 2-3-1）。根据病变部位和操作需要，3 根套管可交替更换器械。首先依次检查胸腔和肺表面，了解胸膜粘连和漏气部位。对于胸顶条索状粘连，应用电凝钩、超声刀或钛夹处理，使肺尖游离，有利于肺大疱的暴露（图 2-3-2）。探查未见明显肺大疱者，可嘱麻醉师膨肺试水以发现漏气部位，探查其他肺组织表面有无异常大疱组织（图 2-3-3，图 2-3-4）。明确病变位置后，用卵圆钳提起大疱组织（图 2-3-5），用腔内切割缝合器，在大疱基底部正常肺组织处给予切除（图 2-3-6）。若肺大疱体积不大而且位置靠近操作孔时，可采用结扎的方法，自肺大疱基底部正常肺组织处将大疱双重结扎，也可将大疱经操作孔提至体外处理。较小的肺大疱可直接用电凝钩烧灼（图 2-3-7）。在切除巨型肺大疱时（图 2-3-8），可先打开大疱（图 2-3-9），找到支气管开口单独结扎，也可在根部用切割缝合器切除（图 2-3-10，图 2-3-11）。手术完毕后检查有无漏气（图 2-3-12），用纱布摩擦壁层胸膜（图 2-3-13），直到胸膜广泛有小的出血点（图 2-3-14），放置引流管（图 2-3-15）。

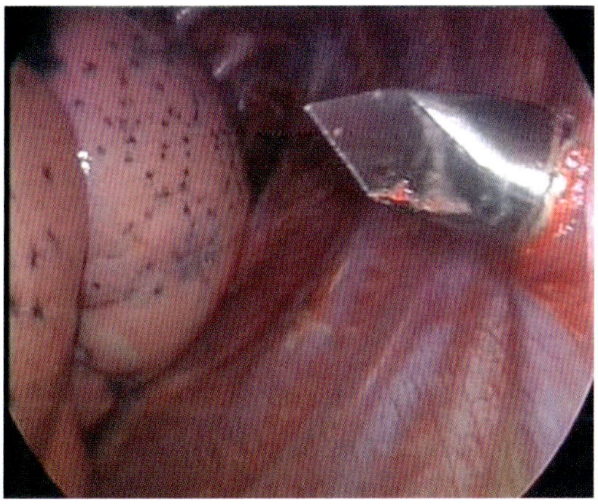

图 2-3-1　在胸腔镜观察下于第 4 肋间取操作孔，有利于监测操作孔是否出血

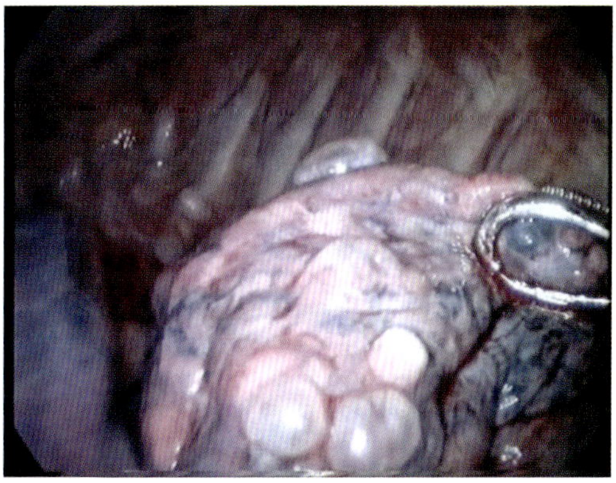

图 2-3-2　术中见肺大疱位于左肺上叶肺尖部

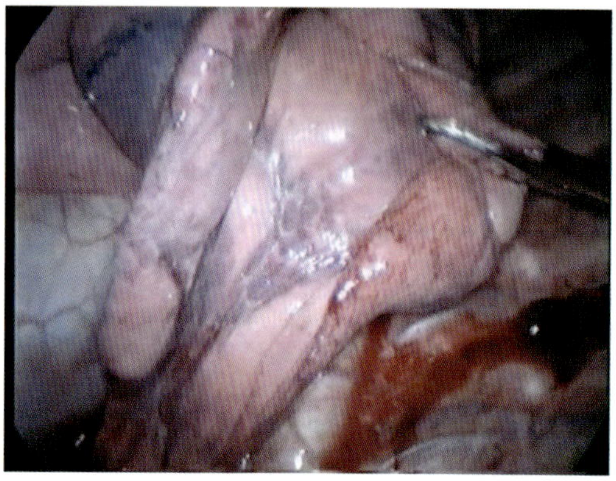

图 2-3-3　探查下叶膈面

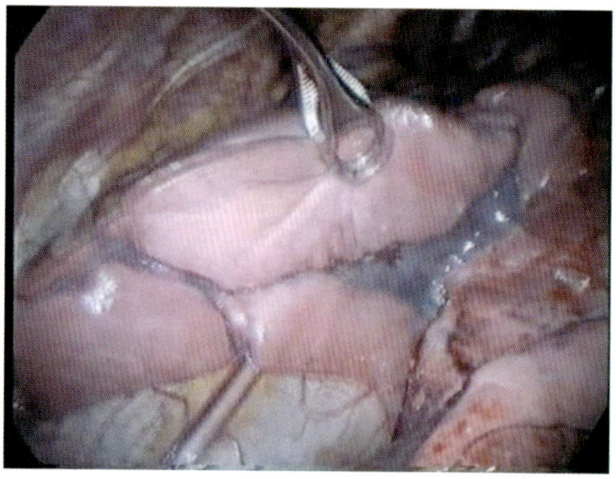

图 2-3-4　探查叶间

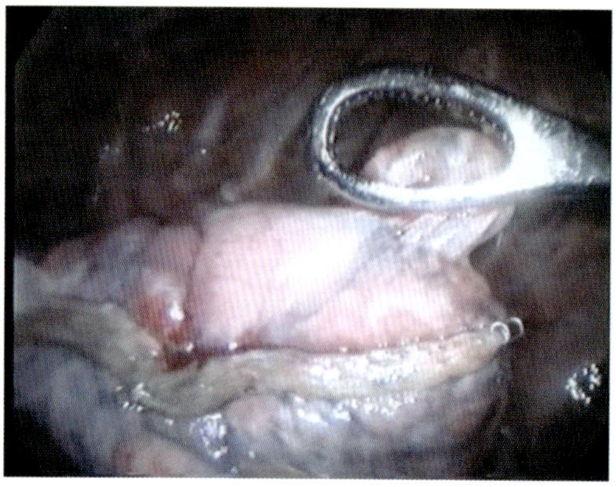

图 2-3-5　用卵圆钳提起大疱组织

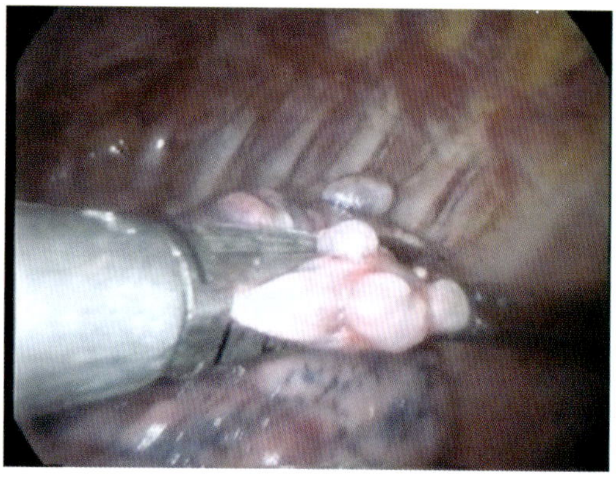

图 2-3-6　使用腔内切割缝合器，在大疱基底部正常肺组织处给予缝合切断

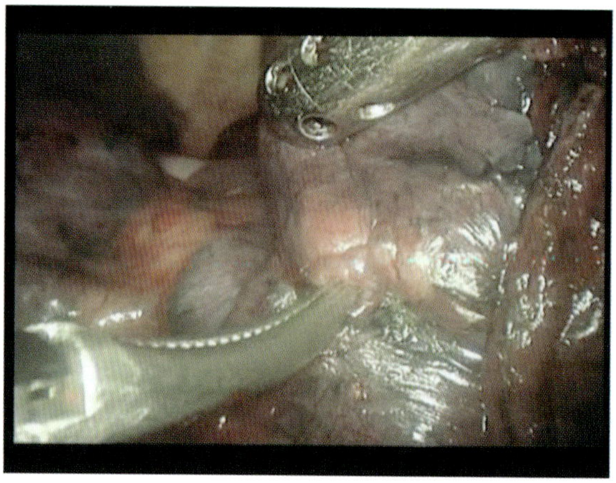

图 2-3-7　电灼较小的大疱组织

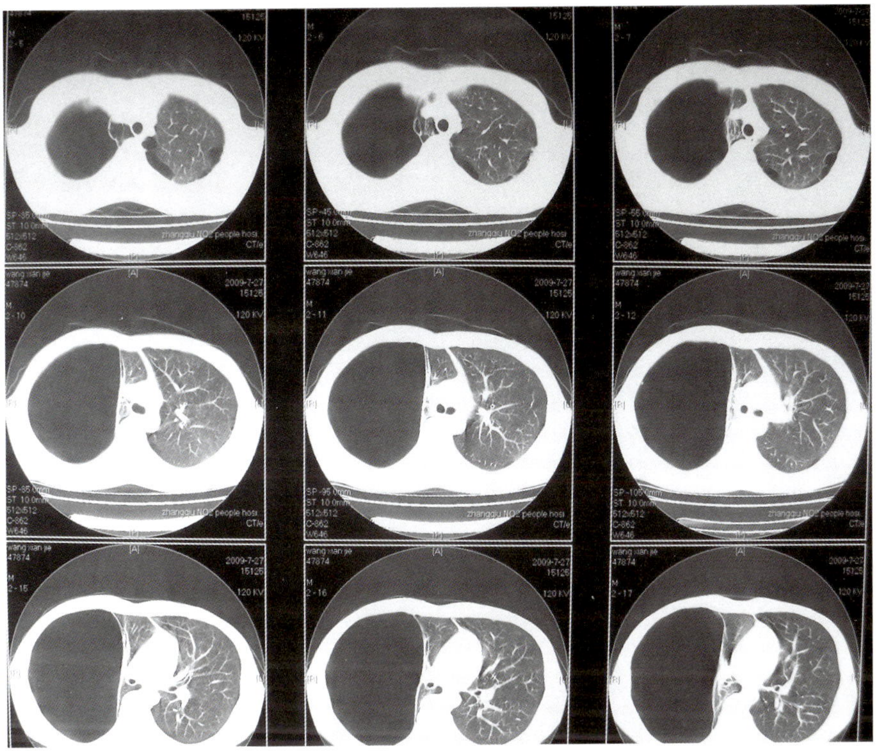

图 2-3-8　右肺巨大肺大疱，肺组织几乎完全压缩

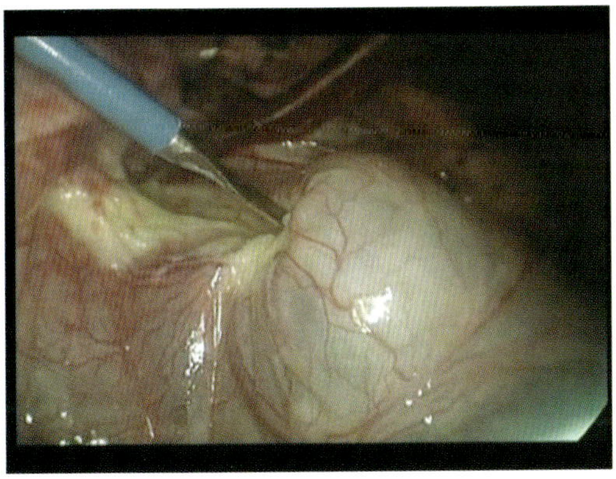

图 2-3-9　刺破肺大疱

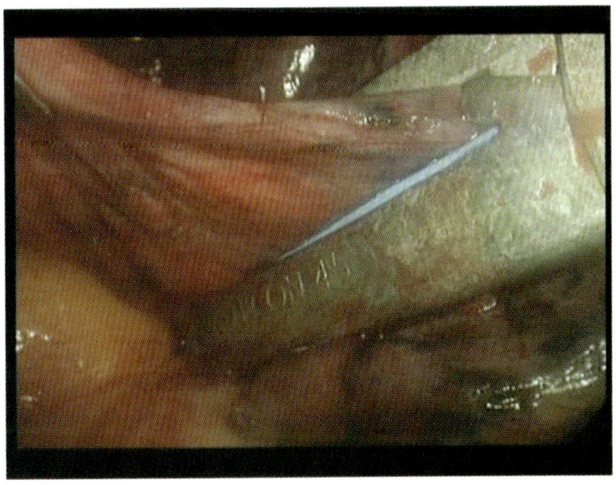

图 2-3-10　于巨型肺大疱基底部切除

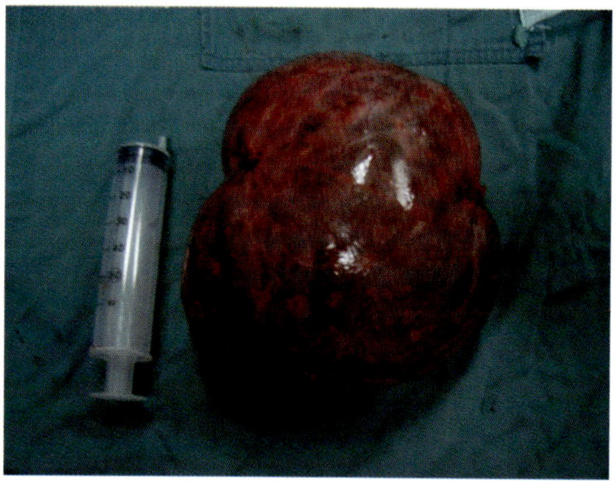

图 2-3-11　切除后的大疱组织

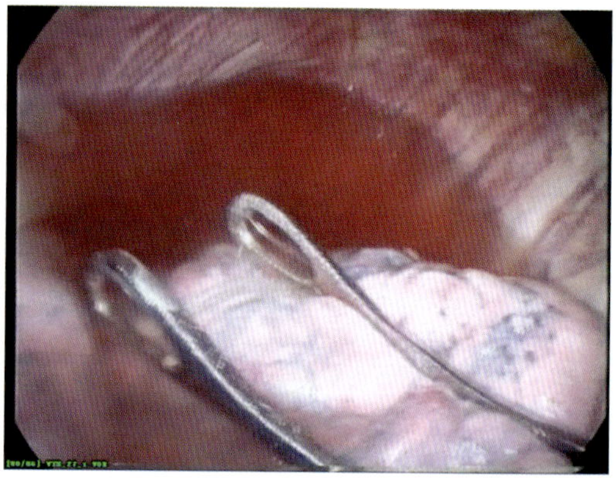

图 2-3-12　切除肺大疱后，胸腔内注水，检查有无漏气

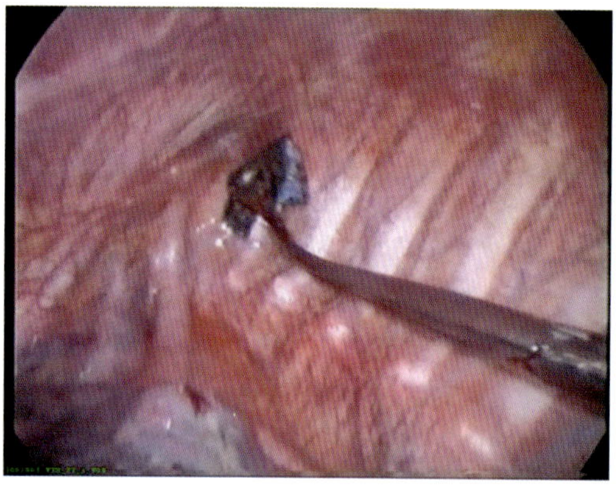

图 2-3-13　用纱布摩擦壁层胸膜

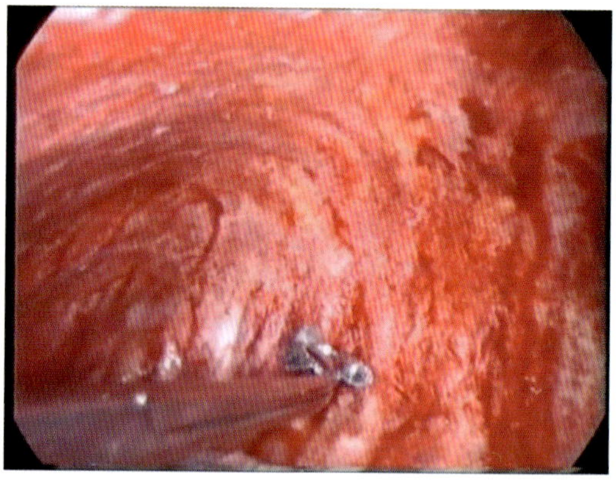

图 2-3-14　摩擦后胸膜广泛小出血点

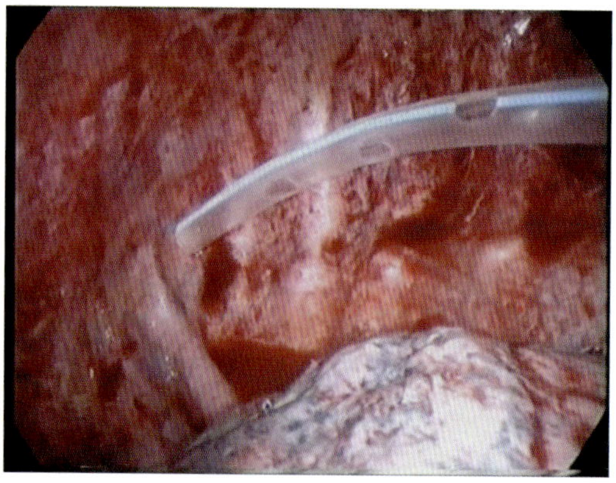

图 2-3-15　放置胸腔引流管

第四节　肺气肿肺减容术

肺气肿多是由于长期慢性阻塞性肺部炎症使终末细支气管远端管腔扩大、管壁破坏，从而导致部分肺组织丧失换气功能；而病变肺组织在自身丧失功能的同时不断增大体积，使部分正常肺组织或肺气肿较轻的肺组织受压，进一步加重病人呼吸困难症状，严重影响患者生活质量。肺减容术是一种切除过度膨胀、无功能的肺组织使余肺膨胀，增加换气量的术式。胸腔镜下肺减容手术创伤小，尤其是对严重肺气肿、肺功能不全、不能耐受开胸手术的病人，更是有着无可比拟的优势。

一、手术适应证

1. 呼吸困难加重，内科治疗无效。
2. 年龄<75 岁，除肺功能外其他情况尚可，无严重冠心病和其他严重疾病。
3. $FEV_1 \leqslant 35\%$预计值，$RV \geqslant 200\%$预计值，$TLC \geqslant 125\%$预计值。
4. 无激素依赖。

二、手术禁忌证

1. 慢性支气管炎急性发作或哮喘发作。
2. 每日需激素治疗，且有明显依赖性。
3. 呼吸机依赖性。
4. 胸腔内有严重粘连。

三、手术原则

肺减容术的关键在于最大范围地切除无功能的肺组织，使正常肺组织解除压迫。因而"靶区"的定位很大程度上决定了手术的成败。靶区在 CT 中显示局部组织严重破坏，或为巨大含气空腔(图 2-4-1)；术中单肺通气后，靶区多表现为持续性膨胀(图 2-4-2)，而正常肺组织则处于萎陷状态。使用腔内直线切割缝合器，切除病变肺组织。

四、手术方法

肺气肿好发于双肺上叶，首先应确定切除范围(图 2-4-3)，使用腔内切割缝合器于病变肺组织下方正常肺组织处切除病变组织(图 2-4-4)，为避免术后漏气，最好有牛心包垫片覆盖残端。如果整个肺叶为无功能气肿，应行肺叶切除。另外，如果肺组织膨胀严重而影响手术视野和操作，可切开大疱使之萎陷，然后选择需切除的肺组织。为了降低成本，如果病变靠近操作孔，还可将病变组织提至体外处理(图 2-4-5)；或者取辅助小切口，经小切口操作(图 2-4-6)。术后复查可见双肺复张较好(图 2-4-7)，症状明显改善。

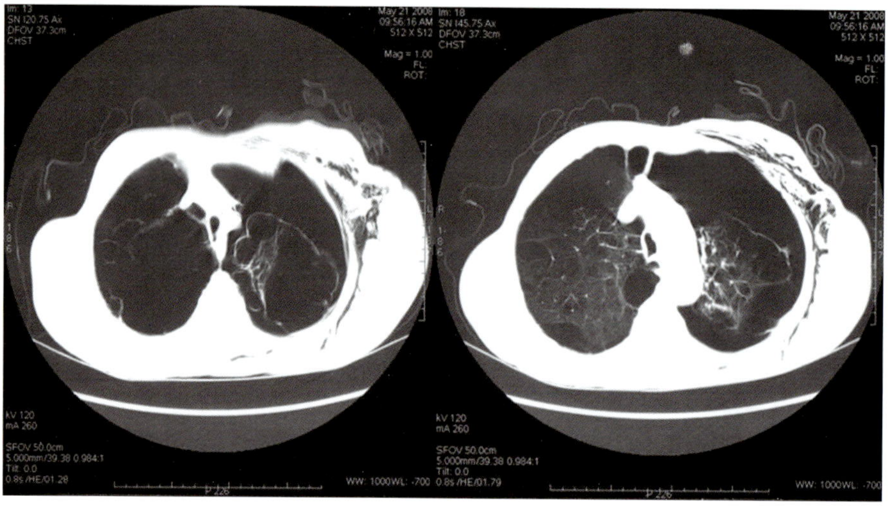

图 2-4-1　CT 示双肺巨大含气空腔并左侧气胸

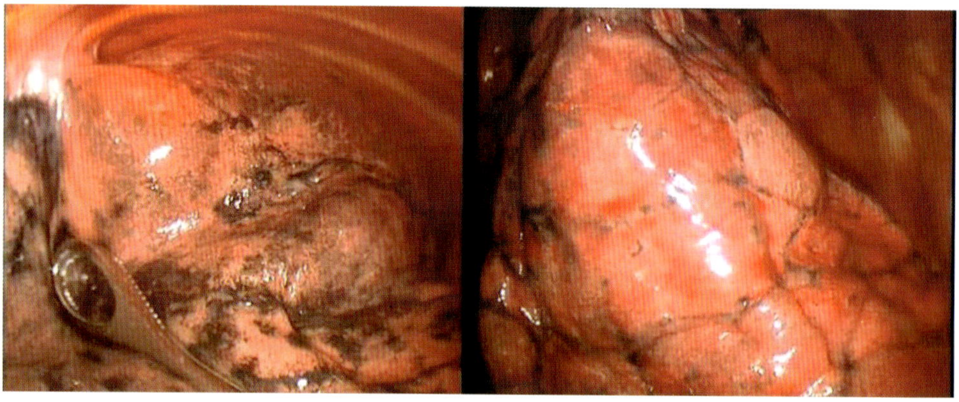

图 2-4-2　整个肺上叶及下叶背段呈囊泡样改变

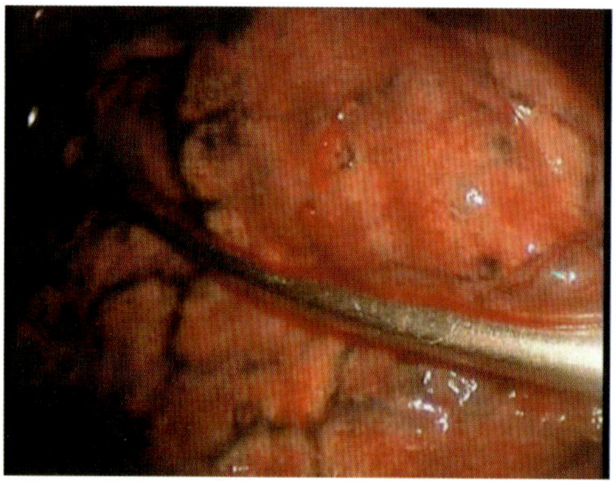

图 2-4-3　暴露大疱根部及与正常肺组织界限，确定切除界限

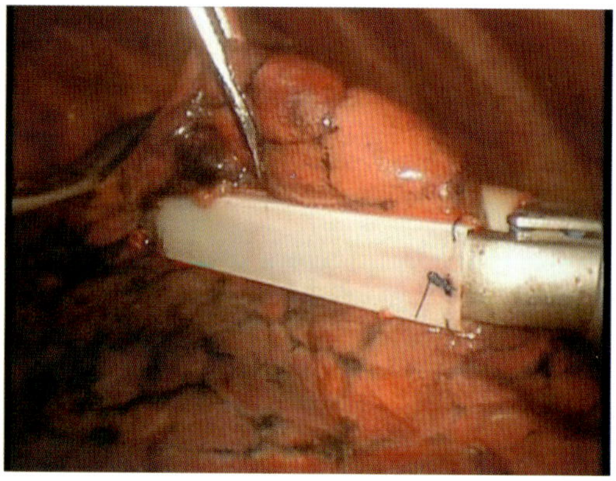

图 2-4-4　使用带牛心包垫片的腔内切割缝合器切除病变组织

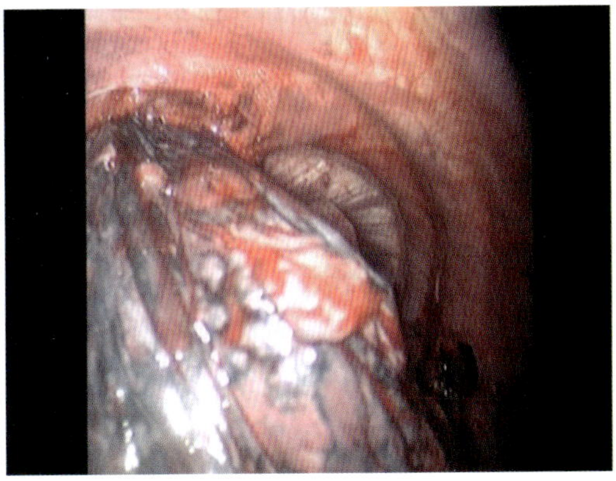

图 2-4-5 部分肺大疱可以经操作孔提出，缝扎处理

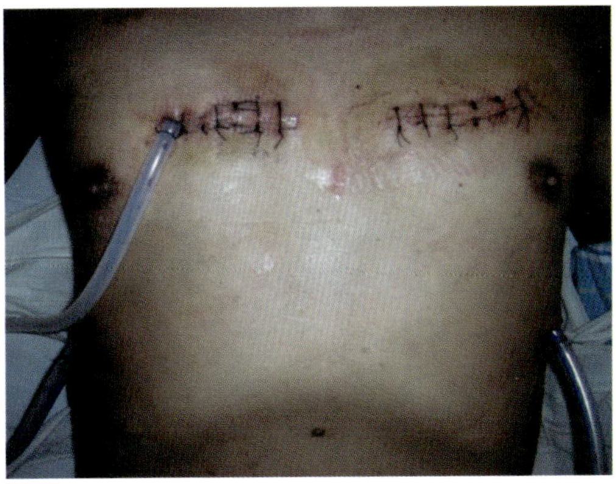

图 2-4-6 为降低手术成本，可辅助小切口

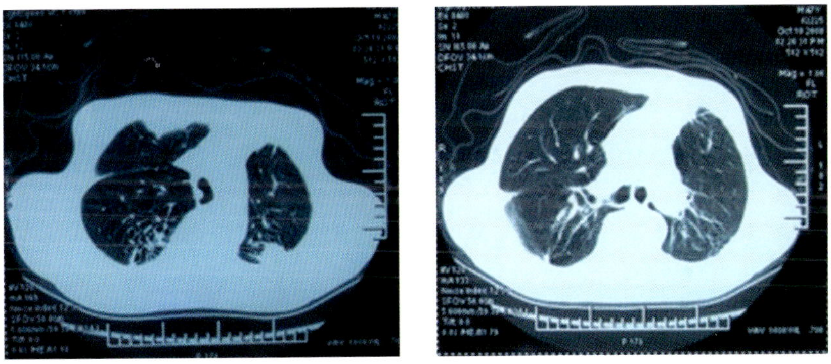

图 2-4-7 术后 3 个月复查时胸闷憋气症状明显减轻，CT 示双肺复张良好，且气肿情况明显改善

五、并发症

术后肺漏气是一较为普遍且较难解决的问题，时间可长达 2～3 周，即使术中使用切割缝合器，漏气情况也不能完全避免，大量漏气可导致感染、愈合期延长、不能拔管甚至呼吸衰竭，是造成死亡的主要原因。肺部感染也是围术期值得重视的问题，因绝大多数病人有长期的内科治疗和应用抗生素情况，存在对抗生素耐药和敏感性下降的问题，因此术后应根据痰培养和药敏结果选择合适的抗生素治疗，并在力度上加强。

参 考 文 献

陈刚，吴一龙，王沐廷. 2008. 肺癌微创外科治疗的现状及进展[J]. 中国微创外科杂志，8(11)：976～978

段明科，王天日，王兴旗等. 2000. 肺减容手术治疗双侧弥漫性肺气肿并肺大泡[J]. 中国综合临床，16(11)：831～832

侯生才，陈航，李彤等. 2003. 肺减容手术病例筛选及手术方式探讨[J]. 中华胸心血管外科杂志，19(4)：240～241

侯生才，苗劲柏，陈航等. 2009. 减容术后早期肺功能及肺血流动力学的变化[J]. 中华胸心血管外科杂志，19(1)：1 009～1 011

刘惠萍，晁栋，李乃斌等. 2008. 电视胸腔镜手术和开胸手术治疗肺癌的创伤性比较[J]. 第四军医大学学报，29(23)：2 186～2 188

刘伦旭，车国卫，蒲强等. 2008. 单向式全胸腔镜肺叶切除术[J]. 中华胸心血管外科杂志，24(3)：156～158

谭群友，王如文，蒋耀光. 2008. 全胸腔镜肺叶切除术治疗肺部疾病[J]. 中国胸心血管外科临床杂志，15(3)：182～184

夏晓明，施仁忠，张亚锋. 2008. 电视胸腔镜手术在不明原因肺孤立性小结节诊断中的价值[J]. 中国微创外科杂志，8(7)：599～600

周逸鸣，丁嘉安，周晓等. 2004. 肺减容手术技术的进展[J]. 中华外科杂志，42(16)：1 018～1 020

Farjah F，Wood DE，Mulligan MS，et al. 2009. Safety and efficacy of video-assisted versus conventional lung resection for lung cancer[J]. Thorac Cardiovasc Surg，137(6)：1 415～1 421

Flores RM，Park BJ，Dycoco J，et al. 2009. Lobectomy by video-assisted thoracic surgery (VATS) versus thoracotomy for lung cancer[J]. J Thorac Cardiovasc Surg，138(1)：11～18

Grogan EL，Jones DR. 2008. VATS lobectomy is better than open thoracotomy. what is the evidence for short-term outcomes? [J]. Thorac Surg Clin，18(3)：249～258(Review)

Iwasaki A，Yamamoto S，Shiraishi T，et al. 2008. How much skill should we need for a VATS lobectomy in stage Ⅰ lung cancer? An evaluation of surgeon groups[J]. Int Surg，93(3)：169～174

Ko CY，Waters PF. 1998. Lung volume reduction surgery：a cost and outcomes comparison of sternotomy versus thoracoscopy[J]. Am Surg，64(10)：1 010～1 013

Oda M，Matsumoto I，Tamura M，et al. 2009. Video-assisted thoracic surgery for clinical stage Ⅰ lung cancer[J]. Kyobu Geka，62(4)：281～284

Rocco G，Internullo E，Cassivi SD，et al. 2008. The variability of practice in minimally invasive thoracic surgery for pulmonary resections[J]. Thorac Surg Clin, 18(3): 235～247(Review)

Tomaszek SC, Cassivi SD, Shen KR, er al. 2009. Clinical outcomes of video-assisted thoracoscopic lobectomy[J]. Mayo Clin Proc, 84(6): 509～513

Vergani C, Varoli F, Despini L, et al. 2009. Routine surgical videothoracoscopy as the first step of the planned resection for lung cancer[J]. J Thorac Cardiovasc Surg, 138(5): 1 206～1 212

Villamizar NR, Darrabie MD, Burfeind WR, et al. 2009. Thoracoscopic lobectomy is associated lower morbidity compared with thoracotomy[J]. J Thorac Cardiovasc Surg, 138(2): 419～425

Whitson BA, Groth SS, Duval SJ, et al. 2008. Surgery for early-stage non-small cell lung cancer. a systematic review of the video-assisted thoracoscopic surgery versus thoracotomy approaches to lobectomy[J]. Ann Thorac Surg, 86(6): 2 008～2 016(Review)

第三章　食管疾病的微创治疗

第一节　微创食管外科概论

1910 年，瑞典斯德哥尔摩医院内科著名教授 Jacobaeus 首次在局麻下利用单筒胸腔镜治疗一名结核病患者获得成功，当时在德国慕尼黑医学杂志上发表后未引起医学界的广泛关注。直到 1922 年后，该项技术在欧美大陆迅速推广，然后在非洲、亚洲等地广泛传播，传统胸腔镜外科进入全盛阶段。1945 年链霉素及 20 世纪 50 年代异烟肼相继问世，使结核病的治疗进入新的化疗时代，从而结束了传统胸腔镜外科的全盛时期，整个胸腔镜外科发展水平处于停滞或倒退阶段。1980 年前传统的胸腔镜还只用于胸部疾病的诊断，1986 年首次将微型摄像机与腹腔镜结合起来，1991 年 Nathanson 和 Lewis 分别报告了电视胸腔镜手术治疗肺大疱和恶性胸水，这是现代电视胸腔镜手术的开端。现代电视胸腔镜兴起后仅一年多就为中国医生所接受，1992 年我国开始了现代电视胸腔镜手术，1994 年国内出现第一篇有关胸腔镜手术的论文，1993 年之后国内相继开始尝试胸腔镜肺癌切除术和食管癌切除术。

食管良性疾病是最适合通过微创手术进行治疗的一类疾病。标准的微创手术是在 3～4 个 1 cm 左右的胸壁或腹壁套管切口下，用特殊手术器械和手术方法完成食管疾病规范治疗的方法。食管平滑肌瘤、食管憩室、食管裂孔疝和贲门失弛缓症等疾病的微创外科治疗都取得了重大进展。

1. 食管平滑肌瘤　食管平滑肌瘤在食管良性肿瘤中最常见，占食管良性肿瘤的 70%～80%。食管平滑肌瘤多沿食管一侧壁生长，起源于食管壁肌层，向管腔内外缓慢生长不侵犯黏膜和黏膜下层。食管上、中、下段均有发病，多位于食管中段和下段。多为单发，少数为多发。

胸中下段的食管平滑肌瘤，一般选择经左胸行胸腔镜手术治疗，将肿瘤于食管肌层与黏膜层剥离开，摘除肿瘤，并注意保护黏膜的完整性。手术中应尽量避免损伤食管黏膜，分离时尽量少用或不用内镜电刀，一旦损伤要仔细修补，以免术后形成食管瘘。事实上，电视胸腔镜监视下的平滑肌瘤切除术手术视野好于常规手术治疗，其不利之处在于缺乏手感。对于少数环绕食管壁生长的平滑肌瘤或肿瘤巨大者，应选择开胸手术。另外，应谨防将双腔气管插管深入左主支气管的套囊误认为食管中段平滑肌瘤来解剖。

2. 贲门失弛缓症　贲门失弛缓症又称贲门痉挛、巨食管，是由食管神经肌肉功能障碍所致的疾病，其主要特征是食管缺乏蠕动，食管下端括约肌(LES)高压和对吞咽动作的松弛反应减弱。临床表现为咽下困难、食物反流和下端胸骨后不适或疼痛。

选择经左胸行胸腔镜手术治疗，以 Heller 肌层纵行切开术或其改良方法临床应用最广泛。过去 Heller 手术要经胸或经腹完成，手术创伤给患者带来一定痛苦。1991 年，Pellegrini 首先将胸腔镜外科技术应用于贲门失弛缓症的治疗。曾经接受反复球囊扩张或贲门局部药物注射治疗者，肌层和黏膜粘连严重，发生黏膜撕裂和穿孔发生率较高，应慎重选择。

对于胸腔镜下食管肌层切开术在是否需要追加 Nissen 抗反流手术等，国内外存在不同的观点。国内主要通过胸腔镜施行，很少同时行抗反流手术；而国外基本是经腹腔镜完成，在术中器械与食管平行，这样切开向上下扩展容易，且很容易显露食管及其四周组织，术中多加行 Nissen 抗反流手术。显然，后者符合生理特点，理论上和临床上的效果更好。在欧美等国家，反流性食管炎的抗反流手术是胸外科常见的术式，并且基本完成了由传统开腹或开胸手术向腔镜手术转变的过程。

3. 食管憩室　食管憩室是指与食管腔相连的覆盖有上皮的盲袋，有 3 个好发部位：①咽食管憩室：发生在咽与食管交界处，为膨出型憩室；②支气管旁憩室：发生在食管中段，亦称为食管中段憩室，为牵出型憩室；③膈上憩室：发生在食管下段的膈上部，亦为膨出型憩室。咽食管憩室较多见，其次为膈上憩室，支气管旁憩室最少见。食管憩室是否产生症状与憩室的大小、开口的部位、存留食物与否及有无分泌物等有关，大多数症状轻微且不典型。

对于有吞咽困难、反流或吸入性肺炎的胸内食管憩室需进行手术切除者，采用胸腔镜食管憩室切除术是一种可靠而并发症发生率低的治疗方法。胸腔镜下解剖和切除憩室，既要确保不使憩室残留，又不会因黏膜切除过多而致食管狭窄。

4. 食管裂孔疝　食管裂孔疝是指腹腔内脏器(主要是胃)通过膈食管裂孔疝入胸腔所致的疾病。治疗食管裂孔疝的手术方法很多，主要是疝修补术及抗反流手术。经胸腔镜行食管裂孔疝修补比较困难。胸腔镜下还纳疝内容物及显露和解剖食管裂孔都比经腹腔镜困难，且不能同时方便地施行抗反流手术，国外目前多采用经腹腔镜行食管裂孔疝修补术加抗反流手术。

5. 自发性食管破裂　自发性食管破裂系指健康人突然发生食管破裂，多发生于饮酒、呕吐之后，食管壁全层破裂。食管破裂是一种非常严重的疾病，发生后死亡率很高。

自发性食管破裂的治疗方法及病人预后，与诊断早晚、破裂口大小、进入胸腔胃内容物的数量、污染程度等有密切关系。对食管破裂的早期患者利用胸腔镜进行食管破裂口的修补，大大减轻了手术创伤，尤其适合于因年老体弱、心肺功能明显降低而不能耐受开胸手术的病人。但是，由于食管破裂常常造成严重的胸腔污染，破裂的食管壁需要仔细地分层缝合和局部包埋，在开胸的情况下进行胸腔清理和食管壁破口的缝合有其明显优势。因此，胸腔镜下食管破裂修补术仅是少量个案报道，在临床应用中必须严格掌握适应证。

随着微创外科，尤其是以电视胸腔镜为代表的胸部微创外科的飞速发展，为食管癌切除术提供了除开胸术和非开胸食管剥脱术外的第 3 种方法。1992 年，Cuschieri 将这种先进的内镜技术应用到食管外科，总结出胸腔镜标准食管切除和整块扩大切除方法。1993年，Collard 报道对 13 例患者在胸腔镜下行食管部分切除术，7 例食管整块切除及淋巴结广泛清扫成功，但耗时久，操作困难。1994 年，解放军总医院崔忠厚、孙玉鹗等报道了国内首例胸腔镜下食管癌切除术。回顾胸腔镜食管癌切除术的发展历史，我们不难发现，与传统的开胸手术相比，胸腔镜微创手术优势的体现是与术者的手术经验密不可分的。在这一技术开展早期，由于手术例数、经验有限，多数学者认为胸腔镜手术与开胸手术相比没有优势；随着手术例数的不断增加，经验技术的不断提高，人们的态度也在逐步发生着转变。1996 年，曲家骐报告了经胸腔镜食管癌切除术 8 例；同年，Akaishi 等、Dexter 等也报告了胸腔镜食管癌切除术。1998 年，何建行报告 15 例食管癌根治术。Luketich 等的报道最具代表性：1998 年，Luketich 等报告了 8 例胸腔镜食管切除的手术结果，认为病人很难从该手术中获益；2000 年，Luketich 等又报告了 77 例食管微创手术，认为胸腔镜手术结果与传统手术相比不相上下，手术时间平均为 7.5 小时；2003 年，Luketich 等再次总结报告了 222 例胸腔镜食管切除手术经验，随着技术的提高和熟练，手术时间及手术并发症明显下降，手术时间缩短为平均 5.5 小时。这个时期胸腔镜下食管的游离在技术上比较困难，手术时间远超过常规手术。纯粹的胸腔镜食管癌切除术费时长并且存在技术上的较大困难，手术也有比较大的风险，没有经过系统训练的医生很难胜任。国内一些医生实施了胸腔镜辅助的小切口食管癌切除术，使手术时间缩短、手术难度下降。尽管手术创伤较常规手术减小，并非真正意义的胸腔镜食管癌手术，但是迄今为止，在国外杂志上鲜有类似的报道。在这些手术操作中，胸腔镜更多的是作为一种照明的工具。

1992 年以来，绝大多数开展胸腔镜食管癌切除术的医生采用的手术方法主要包括三大步骤：①患者左侧卧位，于右胸壁做 4～5 个 1 cm 小切口，通过胸腔镜完全依赖器械操作完成食管及肿瘤的游离，需要切断奇静脉，完成胸部操作后放置引流管、关胸；②患者翻身后取平卧位，重新消毒后做上腹正中切口，游离全胃并清扫淋巴结，于腹腔内切断食管；③做颈部切口，食管和胃经食管床提至颈部完成吻合。这种术式是微创胸外科的发展，但也存在缺点：手术适应证十分有限，只能适用于早期患者；仅仅依赖器械操作影响了手术的根治性和安全性；过长的手术时间会增加术后心肺并发症发生的机会，有违“微创”的初衷。无论如何，胸腔镜食管癌切除术的出现为广大患者提供了一种微创治疗的选择。

胸腔镜治疗各种良性肿瘤和恶性胸水、肺周围结节、食管良性疾病，目前基本已经为大家接受。争议之处主要在于胸腔镜手术治疗食管癌和肺癌，能否达到常规手术对局部肿瘤和淋巴结的切除效果。因为食管解剖的特殊性，其胸腔镜手术难度甚大，胸腔镜食管癌切除术遭受的质疑远比胸腔镜肺癌切除术多，这就在一定程度上制约了胸腔镜食管癌切除术的发展，2003 年前的 10 年间国内所见胸腔镜食管癌切除术的报告不足 100 例。2003 年，Osugi 等首次报道了胸腔镜进行食管切除和根治性淋巴结清扫术与开放性手术的比较，患者均进行三野淋巴结清扫，结果显示与开胸手术相比较，胸腔镜手术可以达到同样根治性淋巴结清扫的目的和相同的远期生存率，而手术创伤则小于开胸手术。2007 年，Smithers 等报道了迄今为止例数最多的一组胸腔镜食管癌切除与开放式手术的前瞻性对比性研究，通过比较 309 例胸腔镜食管癌切除与 114 例常规开胸手术，结果显示胸腔镜组在术中出血、手术时间以及术后住院天数方面优于开胸组，而在术中淋巴结清扫以及3年生存率方面两组无明显差异。因此，对于肿瘤小于5 cm、未侵出肌层的早期和中期食管癌，通过胸腔镜可以顺利完成食管切除和纵隔淋巴结清扫术，但不适于有明显外侵的晚期食管癌。

传统开放术式显露好、手术效果有保证，但是创伤大、恢复慢；原有的胸腔镜食管癌切除手术创伤小、恢复快，但是难度大、应用困难、适应证十分有限。有没有一个能够结合二者优点的手术方式呢？这个手术方式必须具有创伤小、恢复快、能根治、难度小等一系列优点。如果在胸腔镜手术中能够保留“手”的作用，问题就可以迎刃而解。中上段食管癌的常规手术方式和胸腔镜食管癌切除术都必须切开腹腔，经腹腔游离胃用来代替切除的食管。既然现阶段腹腔切开不可避免，能不能经过腹腔让手术者的一只手进入胸腔辅助胸腔镜手术呢？腹腔和右侧胸腔之间为右侧膈肌，膈肌之下是肝脏，胸腹之间唯一的薄弱点就是食管裂孔，这是最容易想到的一条径路。2002年2月，山东省立医院开始尝试一种全新的手术方式——手辅助电视胸腔镜食管癌切除术。最早的12例手术中采用一只手经扩大的食管裂孔进入胸腔的方式辅助胸腔镜手术，由于手的介入能够迅速切除肿瘤、清扫淋巴结，因此获得了满意的临床效果；同时由于没有胸部切口的切开和缝合，并且借助高科技设备——超声刀完成食管游离，整个手术过程中成功地避免胸腔内烦琐的结扎等操作，手术时间比常规手术还要短。但是，这也出现了一个新问题：由于手经过膈肌裂孔对临近的心脏和下腔静脉造成压迫，手术中每5～10分钟病人血压就会下降；同时裂孔紧邻下腔静脉，一旦造成下腔静脉撕裂后果严重。于是在2002年10月后，改行右侧膈肌中央做一6 cm切口，手经此进入胸腔进行操作。这个经腹进胸的路径比经食管裂孔操作要容易得多而且几乎没有任何风险，胸内操作流畅，手术时间进一步缩短。2003年1月，一个偶然的机会发现了胸腔和腹腔之间的另外一个可能的通路，即经过腹壁切口于腹膜外直接向上与胸腔相通，其操作性和实用性与膈肌切开通路相同，因无须切开膈肌，对内环境的稳定和呼吸功能的影响更小，手术创伤的进一步减小。2003年6月完成了首例胸腔镜食管癌切除胸内吻合术。与颈部吻合术相比，胸内吻合术可以根据肿瘤位置选择吻合的位置，从而达到了常规开胸术式对吻合位置选择的要求，大大减少颈部吻合的机会，对多数食管癌患者来说创伤进一步减小，更加符合常规手术的手术原则和大多数胸外科医生的手术习惯。胸内吻合技术目前还不是十分过关，有关器械还需要进一步的改进。

第二节　食　管　癌

目前国内外开展的胸腔镜食管癌切除术主要有两大类：胸腔镜食管切除术与手辅助电视胸腔镜食管癌切除术。此外，还有胸腔镜辅助经食管裂孔食管癌切除术、附加小切口的胸腔镜辅助食管癌切除术。胸腔镜辅助经食管裂孔食管癌切除术其本质类似食管剥脱术，附加小切口的胸腔镜辅助食管癌切除术其本质就是常规手术。胸腔镜食管切除手术的最重要的部分为经胸腔镜进行胸段食管的游离，手术步骤包括经胸食管游离、开腹游离胃、食管—胃颈部或胸内吻合。其中经胸腔镜进行胸段食管的游离是手术的重点，也是本节叙述的重点内容。其他的经内镜的食管切除手术方式还包括：胸腔镜和腹腔镜联合食管切除术，经颈部纵隔镜下食管切除术。

一、胸腔镜食管切除术

1. 手术适应证

(1)良性食管瘢痕狭窄。

(2)食管癌病变较小，无远处转移的早期食管癌(T_0，T_1)。

(3)无常规开胸手术禁忌证。

2. 围术期准备　围术期准备与三切口食管切除术基本相同，包括B超、心电图、肺功能、肝肾功能、凝血功能和胸片等常规检查。此外，还需要行胸部CT或经食管超声检查，以了解食管肿瘤的外侵和周围淋巴结转移情况，评估手术难度，筛选合适的病例。在手术前除要准备常规的胸腔镜手术器械外，还要准备纤维食管镜、蛇形钩等器械，以备在手术中协助进行食管的游离。最重要的是还要做好常规开胸手术的准备，包括术前戒烟、体能锻炼等。

3. 手术体位　手术采用双腔气管插管以便于手术中单肺通气，麻醉完成后，于左侧卧位置入纤维食管镜以协助食管的显露分离。常规消毒铺巾，消毒范围包括颈部、胸部和腹部，右上肢消毒后用消毒无菌巾包裹，并尽量抬高以便于手术操作。胸部操作完成后再将患者体位改为平卧位进行颈部和腹部的操作。

4. 胸壁切口　胸腔镜的手术切口十分重要，正确的切口是手术能否顺利完成的关键，否则手术难度会增大，手术并发症也会增加，甚至可能导致胸腔镜手术无法进行而不得不中转开胸。腋中线第6或第7肋间的胸腔镜套管切口被一些研究者称为“万能口”，该切口不仅用于胸腔镜的放置，而且手术后还可以用来放置胸腔引流管。也有研究者依据自己的经验提出，将胸腔镜套管切口放置在腋后线或更偏后的位置，可以使对食管的显露更加满意。原则上操作套管切口的位置2个在腋前线，2个在腋后线。但由于每个研究者的认识、经验，肿瘤位置以及胸腔的解剖特点的差异，各个研究者操作套管切口的位置也有所不同。目前常用的操作套管切口位置有以下几种：①腋前线第4肋间操作切口用于放置拉钩，以牵拉肺组织显露食管；腋前线第6肋间切口和腋后线第5肋间操作套管切口用于放置超声刀、抓钳、剪刀等器械。②4个操作套管切口分别在腋前线第5肋间、腋中线第9肋间、腋后线第5和第9肋间。③腋中线第8肋间套管切口用于放置拉钩牵拉肺脏，另外2个操作套管切口位置在腋前线和腋后线第5肋间。

5. 基本手术操作方法　胸腔镜食管切除手术的关键操作步骤是能够清楚显露后纵隔，探明食管周围的解剖关系、肿瘤外侵情况，尤其是肿瘤与主动脉的关系。解剖关系清楚，尤其与主动脉具有“安全距离”，手术的安全性就具备了基本的保障。胸腔镜下食管的游离比较困难，很多研究者尝试了肾蒂钳、蛇形钩等器械并在纤维食管镜的帮助下完成食管的游离，手术者需要经过长期的训练才能熟练地掌握该技术。

(1)切开皮肤和皮下组织1～1.5 cm，用血管钳分离肋间肌，在进入胸膜腔前要求实施单肺通气，使肺尽快萎陷。用手指自切口探查胸膜腔内有无粘连，如果有粘连用手指分离切口周围粘连以便放置套管并放置胸腔镜。其他套管在胸腔镜监视下放置。如果胸膜腔粘连严重或者单肺通气不满意，应立即中转常规手术治疗。

(2)利用各种器械对肺脏进行有效牵拉以充分暴露后纵隔是手术成功关键。常用的手术器械为爪形拉钩，进入胸腔后可以展开拉钩形成扇形，对肺脏进行牵拉；有的爪形拉钩还可以纵向弯曲，更有利于后纵隔的显露。

(3)后纵隔显露后，用抓钳提起纵隔胸膜，用电钩沿食管表面纵行切开，切断奇静脉，然后将纵隔胸膜切开，上至胸顶，下至食管裂孔。处理奇静脉可以用内镜缝合切开器，也可以用钛夹钳夹，或者推结器结扎奇静脉。食管游离时，一般应选瘤体上方或下方的正常食管，从侧方开始分离。初学者可在食管镜帮助下对食管定位，依据手术者习惯，用剪刀、钝头吸引器或分离钩游离食管全周，用线绳悬吊牵拉食管。食管游离沿食管进行，可以采用钝性分离配合剪刀、电钩或钛夹钳夹方法进行，最好采用超声刀对食管周围组织钳夹切断，不仅操作方便而且止血效果可靠。对于纵隔创面的渗血，可以用电刀烧灼止血。因为镜像原因，在胸腔镜下游离中上段食管往往比下段食管容易，应尽量向下游离食管但不必要一定到达食管裂孔，因为从腹腔可以很轻松地游离食管下段。但如果应用腹腔镜进行食管的游离，则食管的游离必须到达食管裂孔并适当扩大裂孔。食管游离完成后应彻底止血，在胸腔镜套管切口放置引流管。

(4)在其余操作切口缝合后，病人改平卧位进行腹部和颈部的操作。代食管可以用胃或结肠，根据患者情况和术者习惯而定。

6.常见手术并发症　开胸手术所有的并发症都可以出现在胸腔镜手术中。尽管胸腔镜食管癌切除手术具有创伤小、术后恢复快的特点，但是由于操作复杂，因此也存在较多并发症，如出血、套管相关并发症、器械相关并发症、复张性肺水肿等。现仅就胸腔镜食管癌切除中相关并发症简介如下。

(1)出血　出血是胸腔镜食管癌手术的较严重的并发症，常见的出血部位是食管动脉。由于食管位于后纵隔，在胸腔镜下显露困难，如果在显示不清时盲目游离，可以导致严重出血。在游离食管时应将条索状结构尽量予以钳夹后切断，或者用超声刀进行食管的游离。一旦手术中发生出血，应吸净血液后进行钳夹；如果出血量大难以在镜下控制，应该毫不犹豫地中转开胸；如果有手术后活动性出血，保守治疗无效，应直接开胸探查手术。

(2)乳糜胸　胸腔镜食管癌切除手术后乳糜胸的发生原因与普通开胸手术类似，有效预防手段是在手术中分离食管时仔细操作，对于条索状物要彻底结扎，必要时结扎胸导管。

(3)其他　如肺炎、肺不张、吻合口瘘、脓胸等并发症与普通开胸手术类似，处理措施相同。

二、手辅助电视胸腔镜食管癌切除术

1.手术适应证

(1)良性食管瘢痕狭窄。

(2)食管癌没有严重外侵、无远处转移的中早期食管癌。

(3)无常规开胸手术禁忌证。

2.围术期准备　围术期准备与三切口食管切除术、胸腔镜食管切除术基本相同。

3.手术体位　手术采用双腔气管插管以便于手术中单肺通气，麻醉完成后，取右侧躯体抬高45°位（图3-2-1）。颈、胸、腹部同时消毒。

4.基本手术操作方法　手术包括3个主要部分：开腹游离胃，胸腔镜游离食管，颈部或胸内吻合。

上腹正中切口游离胃，以超声刀切断胃大小网膜（图3-2-2），整个手术过程除胃左动脉外无须结扎，此过程操作要点同常规手术，尤其要注意避免损伤胃网膜右动脉、脾脏（图3-2-3）。经腹腔游离下段食管要比胸腔镜胸内游离容易。将下段食管向下牵拉游离6～8 cm，游离并结扎食管周围条索组织（图3-2-4）。于贲门部切断食管，食管断端用双10号线结扎，贲门侧以30 mm直线闭合器闭合，在胃壁靠近顶端处浆肌层缝2针牵引线。清扫贲门及胃左动脉旁淋巴结。

沿下段食管右侧壁钝性打开纵隔胸膜，使胸腹腔相通。单肺通气，于右侧第6肋间腋后线处做第一个1 cm的切口，置入套管后将胸腔镜置入胸腔进行探查；在右侧第4肋间腋后线和腋前线各做一个1 cm的切口（图3-2-5、6），分别置入超声刀和卵圆钳。术者一只手（辅助手）经腹腔进入胸腔有3个途径（图3-2-7）：本组早期的12例经扩大食管裂孔（后路），29例经切开右侧膈肌（中路），4例经腹部切口右侧肋弓下腹膜外（前路）进入胸腔。食管结扎线经裂孔推入胸腔，经第4肋间腋前线处牵出体外，使食管保持一定张力。辅助手经腹进入胸腔扒压不张的右肺，显露后纵隔（图3-2-8），以超声刀切开食管旁纵隔胸膜至胸顶部（图3-2-9）。辅助手钝性游离食管及肿瘤，遇到条索组织避免撕扯，以超声刀切割，无须结扎（图3-2-10）。充分游离奇静脉弓，食管由奇静脉弓下牵至上纵隔（图3-2-11，图3-2-12）。取左颈部切口，经食管后间隙钝性分离并与胸腔接通，食管由颈部牵出。器械操作和手法操作相结合，进行食管旁、隆突下等部位淋巴结清扫，严格止血并注意胸导管有无损伤（图3-2-13～17）。监视器监视下胃经裂孔提入胸腔再提至颈部，一组手术者以25 mm吻合器（SDH-25，美国强生公司）完成颈部胃—食管器械吻合或手法吻合。切开膈肌者需缝合膈肌，经胸骨后进入胸腔手术者可以直接缝合腹膜。放置胸腔闭式引流管，缝合胸部3个小切口、关腹。

该术式有以下优点：①手术时间缩短，创伤进一步减小；同一体位完成手术，无须再次翻身消毒；辅助手提供良好的解剖显露；食管周围条索保持一定张力，超声刀直接完成切割无须结扎；保留奇静脉弓解决了单纯胸腔镜下食管癌切除术中的难题。②扩大了胸腔镜治疗食管癌的手术指征。即使是T_3期患者，肿瘤存在轻度外侵但尚未固定，均可采用本术式，淋巴结显露清晰。③提高了手术根治性。由于辅助手的介入，使食管周围解剖间隙增大，肿瘤周围情况明了，在肿瘤侵犯范围之外将条索组织切断，食管旁淋巴结及纵隔淋巴结一并整块切除。④提高了手术安全性。辅助手的介入使术者能够迅速判断手术是否能够完成治疗，辅助手推开食管周围组织，切割过程中不易损伤其他器官组织，超声刀切割直径在3 mm以下的血管安全可靠。

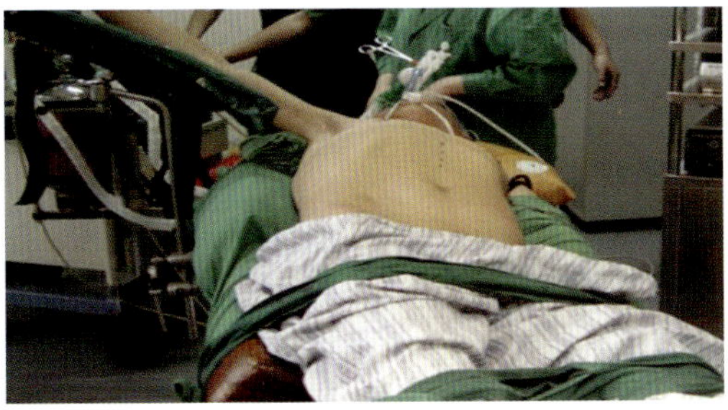

图 3-2-1　手辅助电视胸腔镜食管癌切除术体位

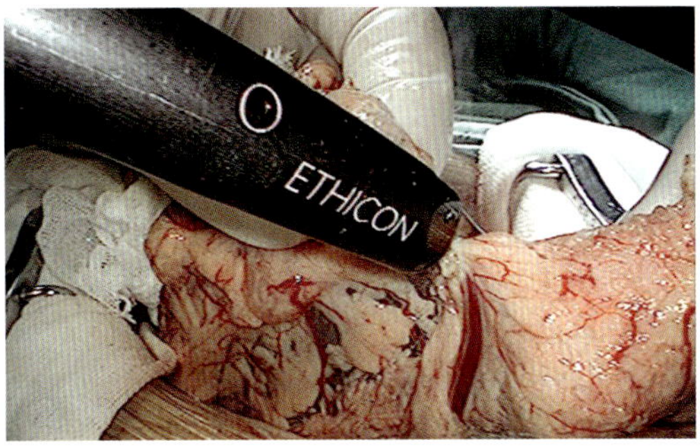

图 3-2-2　用超声刀游离切断胃大小网膜，同时清扫贲门及胃左动脉淋巴结

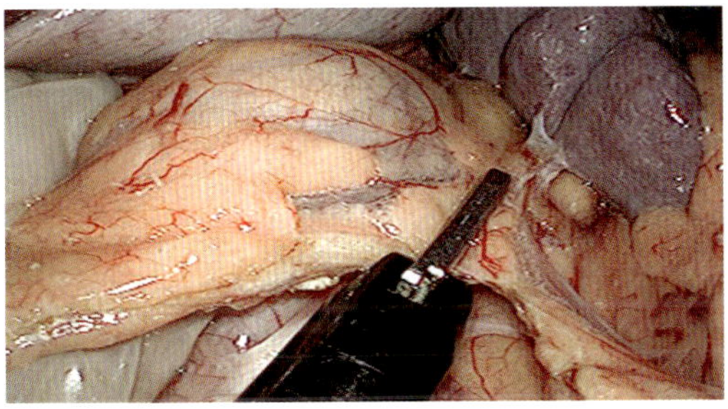

图 3-2-3　脾门血管处理

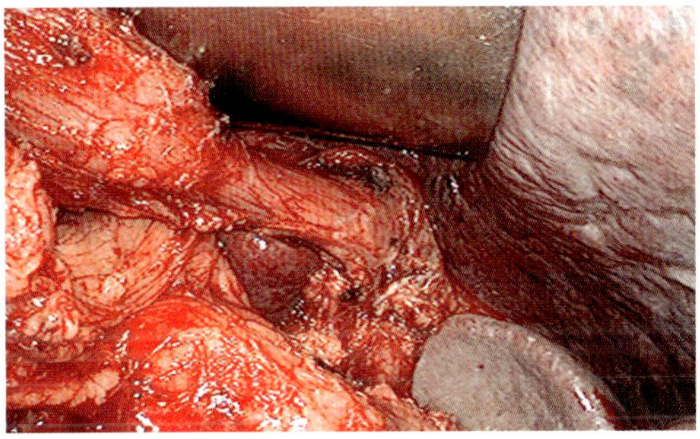

图 3-2-4　经腹以手指钝性游离下段食管，分离切断周围条索组织

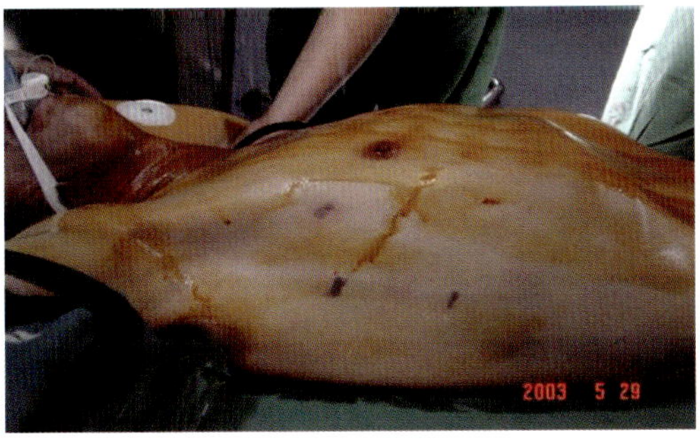

图 3-2-5　手辅助电视胸腔镜食管癌切除

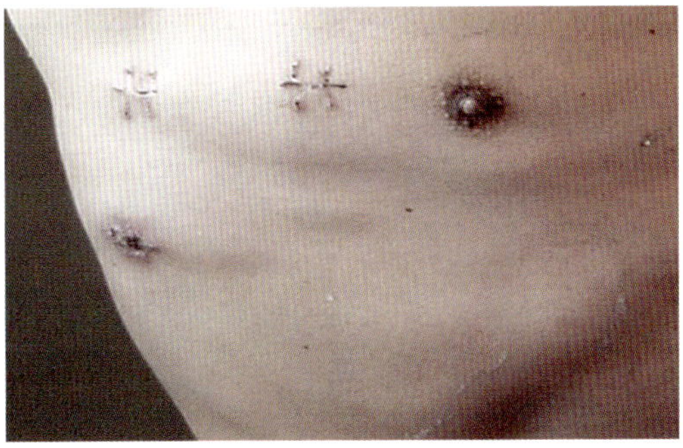

图 3-2-6　愈合后所示切口

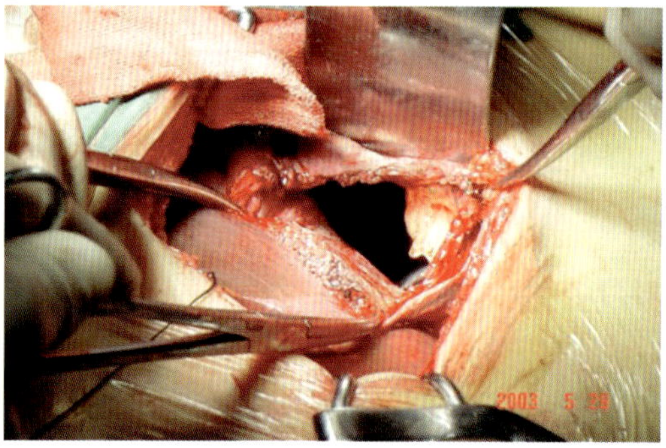

图 3-2-7 辅助手经腹腔进入胸腔，有前路、中路两种途径

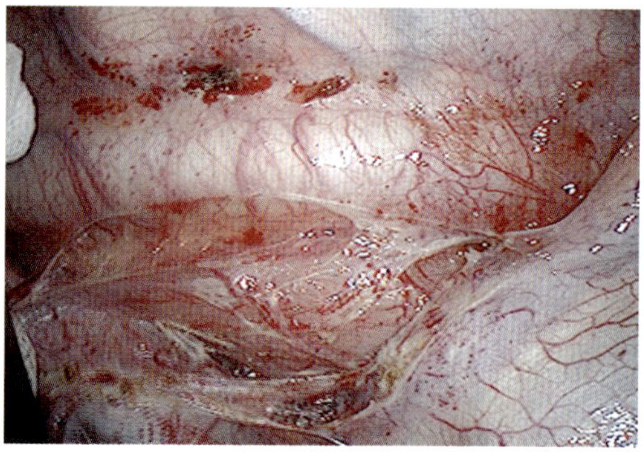

图 3-2-8 探察胸腔和食管，从视野上看清晰度良好

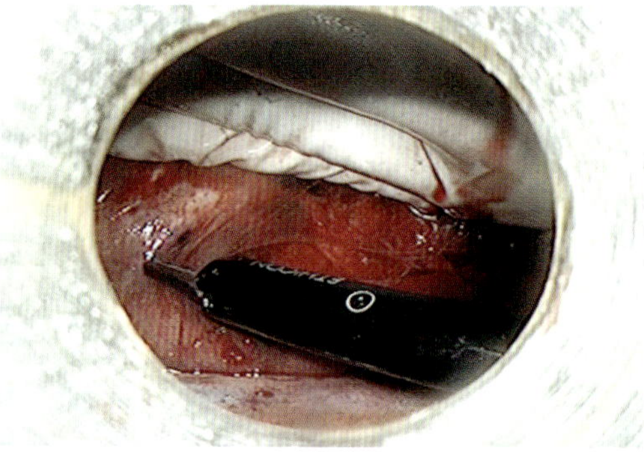

图 3-2-9 切开纵隔胸膜

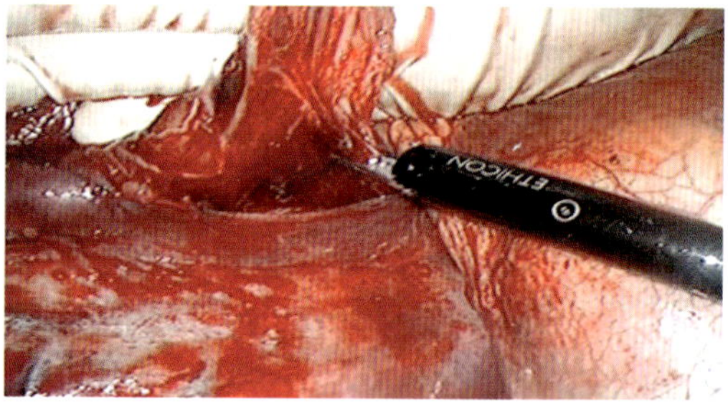

图 3-2-10 手辅助游离食管，遇有条索以超声刀切断

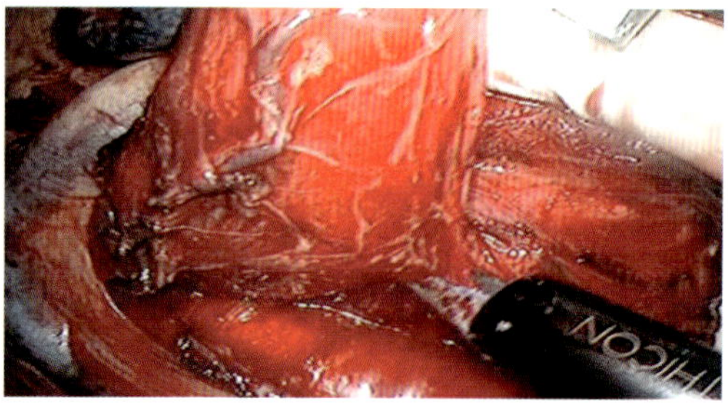

图 3-2-11 奇静脉弓下食管游离，该处存在一支食管最粗大的穿支动脉

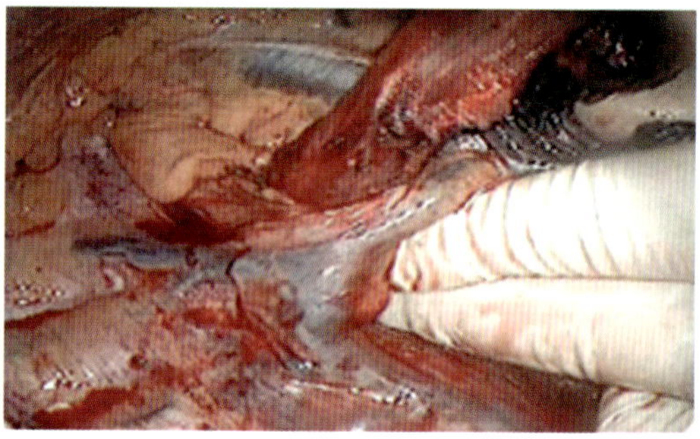

图 3-2-12 食管由奇静脉弓下牵至上纵隔，奇静脉不予切断

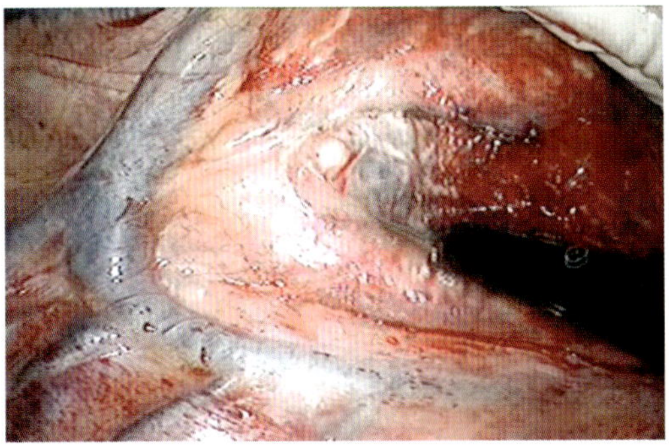

图 3-2-13　探查淋巴结

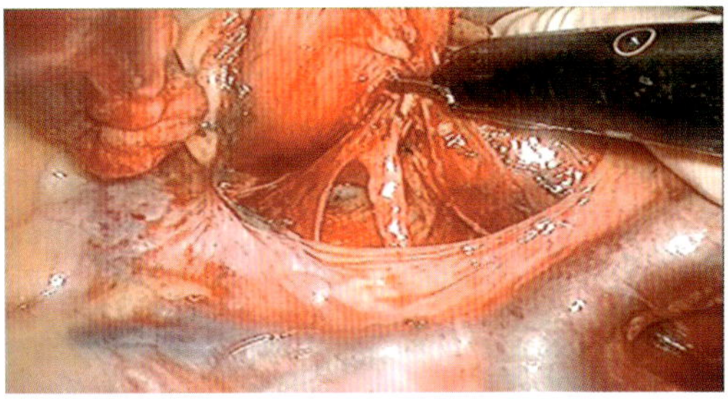

图 3-2-14　胸顶部食管的游离，避免损伤喉返神经

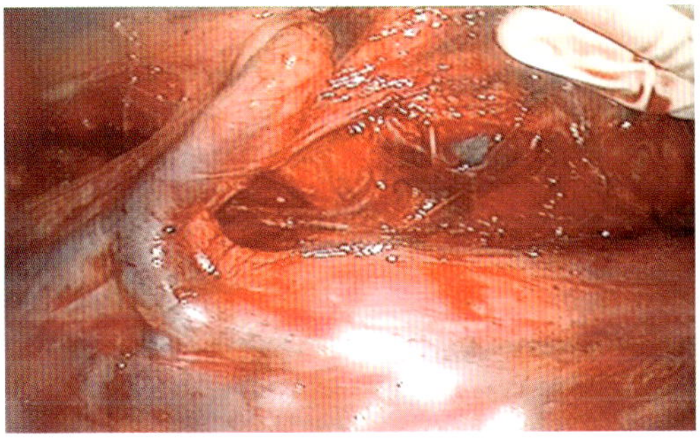

图 3-2-15　游离完成后食管床情况，仔细探查淋巴结

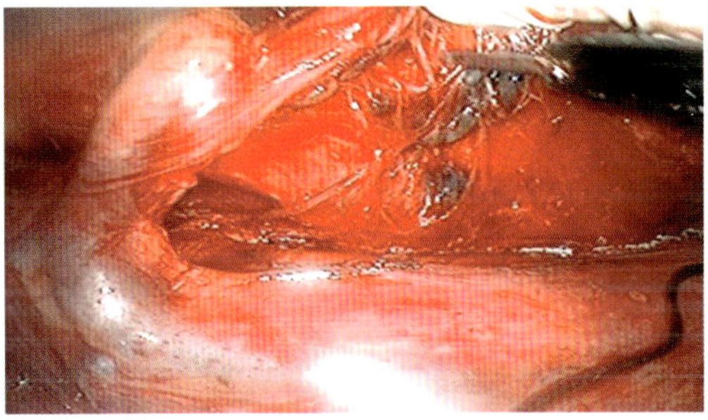

图 3-2-16　隆突下淋巴结显示清晰，可以清楚地看到左右主支气管

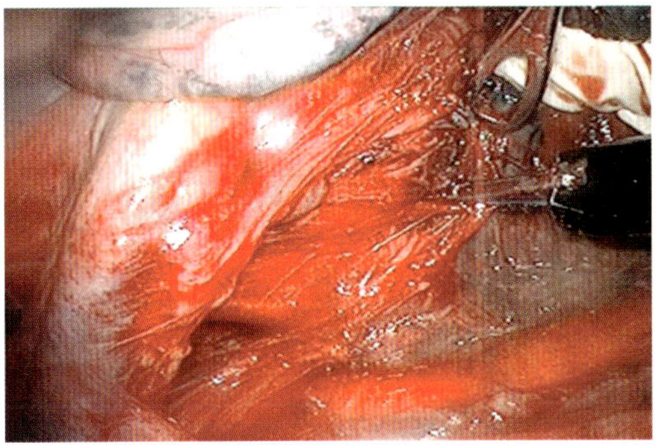

图 3-2-17　手法操作与超声刀游离相结合完成淋巴结清扫

三、手辅助电视胸腔镜食管癌切除、胃食管胸内吻合术

全身麻醉，行双腔气管插管。右侧躯体抬高45°，同时消毒颈、胸、腹部。取上腹正中切口约8 cm，以超声刀游离切断胃大小网膜，遇有网膜血管直接行分段凝固切断，除胃左动脉外无须结扎。清扫贲门及胃左动脉淋巴结。经腹钝性游离下段食管，并将下段食管拉至腹腔6～8 cm，沿食管外膜仔细分离切断周围条索组织。于贲门部切断食管，食管断端用双10号线结扎，贲门侧以30 mm直线闭合器缝闭，在胃壁靠近顶端处浆肌层缝2针7号线为牵引线。沿下段食管右侧壁，以手指钝性打开纵隔胸膜，使胸腹腔相通。单肺通气，于右侧第6肋间腋后线处做1 cm小切口（第1孔），置入套管后进入胸腔镜进行探查；在胸腔镜监视下在第4肋间腋后线（第2孔）和腋前线（第3孔）各做1 cm小切口，分别进入超声刀和卵圆钳。术者的一只手经腹腔进入胸腔，将食管断端结扎线经食管裂孔推入胸腔，经第4肋间腋前线进入卵圆钳将结扎线牵出体外，牵拉牵引线使食管保持一定张力。操作手经腹进入胸腔，向前扒压不张的右肺，充分显露后纵隔，以超声刀切开食管旁纵隔胸膜至预计进行吻合的位置。内操作手可轻松到达胸顶处（图3-2-18），钝性游离食管及肿瘤，超声刀切割条索组织，无须结扎。食管由奇静脉弓下牵至上纵隔。食管游离至待吻合处后，清扫食管旁、隆突下等部位淋巴结，严格止血。

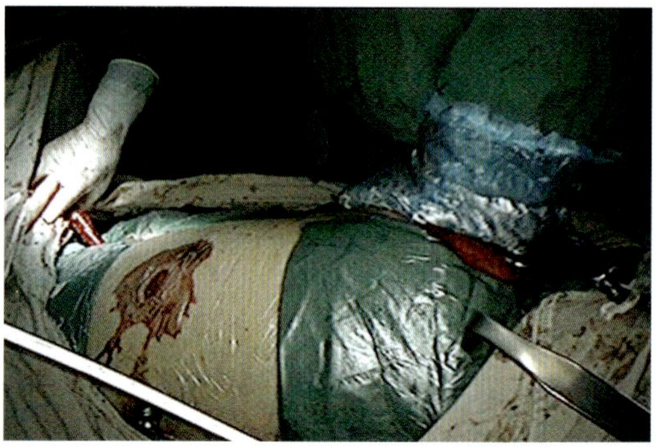

图3-2-18 辅助手由腹腔进入，可以经胸到达颈部切口

操作手平托食管，由膈肌切口牵出食管牵拉线并保持食管处于紧张状态。在吻合处远侧2 cm处切开食管前壁至黏膜层，经由第3孔进入卵圆钳轻轻夹持切开处食管的内侧壁，将吻合器底座放入食管腔并上推至吻合处。食管牵引线回纳胸腔，由第3孔送入特制荷包结扎器，食管远端送入结扎器中，向上推送圈套线至底座下方，检查无误后收紧圈套线完成荷包制作。距荷包线0.5 cm处剪断食管，取出食管和肿瘤。经腹在幽门上8～10 cm处切开胃前壁约2 cm，送入加长弯杆吻合器，套杆由胃底最高处相对乏血管区戳出，以套杆为中心用4号丝线做一直径1 cm的荷包缝合，结扎在套杆上以防止胃戳孔处撕裂。最后套杆安放配套的塑料保护帽。扩大食管裂孔后将吻合器连同胃一起送入胸腔，操作手摘去保护帽，完成底座和套杆对合，听到“咔嗒”声后旋紧吻合器，使游标处于绿区中央位置。胸腔镜和操作手配合检查吻合口周围没有夹持其他组织并且对合良好后激发吻合器，完成吻合。退出吻合器，检查2个“甜甜圈”是否完整。检查吻合口四周确定吻合满意后将胃置于食管床内。冲洗胸腔，于第1孔放引流管，缝合其他2孔。胃切口两层缝合关闭后缝合腹壁。

与颈部吻合术相比，胸内吻合术可以根据肿瘤位置选择吻合的位置，从而达到了常规开胸术式对吻合位置选择的要求，大大减少在颈部吻合的机会，对多数食管癌患者来说创伤进一步减小，更加符合常规手术的手术原则和大多数胸外科医生的手术习惯。胸腔镜

右胸内吻合可以分为奇静脉弓上吻合和奇静脉弓下吻合。由于奇静脉弓上缘水平相当于主动脉弓上缘，故奇静脉弓上吻合相当于左胸主动脉弓上吻合，若吻合位置再稍高即是胸顶吻合。奇静脉弓下缘较主动脉弓下缘高 4～5 cm，故奇静脉弓下吻合较左胸主动脉弓下吻合水平高。胸下段食管癌和位置偏下的胸中段食管癌可以选择奇静脉弓下吻合，位置偏上的胸中段食管癌可以选择奇静脉弓上或胸顶吻合，胸上段食管癌患者则可选择颈部吻合。

胸内吻合操作难度比较大，没有经过长期训练的医生很难完成。该手术方式目前也不是很完善，专用手术器械有待于进一步开发。

四、其他微创手术在食管癌治疗中的应用

为了降低食管癌围术期并发症的发生率，微创外科技术越来越多地应用于食管癌手术中，除了单纯经胸腔镜食管癌切除术、手辅助胸腔镜食管癌切除术外，还有经纵隔镜食管癌切除术和胸腔镜辅助小切口食管癌切除术。本节将介绍后两种术式在食管癌治疗的应用。

（一）经纵隔镜食管癌切除术

最初的纵隔镜手术是用于上纵隔探查和活检，又称之为标准或传统纵隔镜术，临床使用已有 40 多年历史。近年来，电视纵隔镜的出现有效地弥补了传统纵隔镜在实际操作中存在的视野狭小、对于精细解剖结构及出血情况分辨率差的不足。1990 年，德国 Buess 等首先完成在影像监视下经纵隔镜的食管肿瘤切除术，开创了食管肿瘤微损伤外科切除术的新方法。该手术方式有一定的局限性，对手术者也提出了更高的要求。

1. 手术适应证

（1）肺功能差不能耐受开胸手术者。

（2）胸膜腔广泛粘连的早期食管癌患者。

2. 手术禁忌证

（1）肿瘤明显侵犯周围组织或有大块淋巴结转移者。

（2）隆突下及肺下韧带旁淋巴结转移者。

3. 手术方法

（1）麻醉　气管插管，全身麻醉。

（2）体位　仰卧位。

（3）手术操作　手术分两组同时进行。一组经腹部切口游离胃，扩大食管裂孔，尽量经腹腔游离更多的下段食管。另一组在胸锁乳突肌前缘做左颈部纵切口，游离出食管，先用手指对上段食管进行钝性游离。两组对端游离，基本操作同食管剥脱术，不同的是剥脱术为强力撕脱，纵隔镜手术则可以直视下处理至隆突水平，食管固有动脉可用电凝止血或钛夹止血。内窥镜下游离食管时要注意保护喉返神经及胸导管，并在内窥镜监视下游离食管旁、纵隔内及隆突下淋巴结。将食管在颈部切断，近端留做吻合用，远端用 7 号线缝扎并经食管床从腹腔拉出。牵拉食管时，可在内窥镜图像监视下慢慢地向下牵引。完全游离食管后，将食管拉至腹腔切断并关闭贲门，取出食管。在胃底顶部放置两根长牵引线，并由内窥镜将胃经食管床提至颈部，与食管近切端行端—侧吻合术。颈部置皮片或 T

管引流，缝合颈部切口。

4. 手术优缺点　经纵隔镜行食管肿瘤切除术，在内窥镜图像监视下游离食管，可以清楚地观察到纵隔内和食管旁肿大的淋巴结，并可用器械进行分离后清除。手术方法简单，符合肿瘤切除术的基本要求。术中无须开胸和肺萎陷，所以更适合于肺功能极度不良的患者。术后患者体力恢复较剖胸术好，咳嗽也较剖胸手术有力，功能影响小，因而术后胸部并发症的发生率较低。总体上讲，经纵隔镜行食管肿瘤切除术创伤小于常规手术，安全性明显好于食管剥脱术。

经纵隔镜手术不能清扫隆突下及肺叶韧带组淋巴结，此类手术后长期生存率尚有待长期随访进行评价。

（二）电视胸腔镜辅助下小切口食管癌切除术

国内外原已采用的胸腔镜食管癌切除术开展较为缓慢，手术有相当难度并且十分繁琐，仅仅依赖器械操作影响了手术的根治性和安全性，过长的手术时间会增加术后心肺并发症发生的机会。胸腔镜辅助小切口手术在胸部或腋窝下增加了一个 8～10 cm 小切口，使手术者能够在直视下完成手术治疗，比单纯胸腔镜更有利于纵隔的显露。这个手术方式存在很大争议：胸腔镜只起照明作用，太小的手术切口过度撑开带来了比较严重的术后疼痛。优点是手术难度降低。

1. 手术适应证

（1）胸中段食管癌病变长度≤2 cm，胸下段≤4 cm 者。

（2）术前 CT 检查显示食管肿瘤无明确外侵，与周围组织界限清楚，无纵隔淋巴结肿大者。

（3）心肺功能可耐受单肺通气手术者。

2. 手术禁忌证

（1）食管肿瘤有明确外侵，与周围组织界限不清楚者。

（2）一般情况太差，不能耐受全身麻醉或者胸腔镜手术者。

另外，病变长度＞4 cm 者均有不同程度的外侵，一般不采用该术式。

3. 手术方法

（1）麻醉　采用双腔管气管插管全身麻醉。

（2）体位　左侧卧位。

（3）手术操作　胸部手术时，患者取左侧卧位，左肺通气，在右腋中线第 8 肋间做 1.2 cm 切口，向胸内置入胸腔镜，探查后于右第 5 肋间腋中、后线间做 5～8 cm 小切口，用小儿牵开器稍牵开。电视胸腔镜显露纵隔，经第 5 肋切口放入操作器械，沿食管纵行剖开纵隔胸膜，探查食管肿瘤位置及外侵情况。在确定无外侵后，游离奇静脉，用推结器推丝线结扎奇静脉两侧后离断，在肿瘤上方正常食管处开始游离食管，完全游离出一小段食管后，用吊带将食管提起，再向上、向下用电钩将胸段食管完全游离，遇较粗血管则用推结器推丝线结扎。沿途一并检查和清扫淋巴结。检查无出血后，在胸腔镜插入口放置胸腔引流管。关闭胸腔切口，恢复双肺通气。

腹部手术时，患者转平卧位，腹部正中切口入腹，游离全胃及切断食管，钝性扩大食管裂孔，打通胸腹腔，在贲门以切割缝合器切断食管，同时封闭胃端切口，在胃底拟行吻合部位于浆肌层缝2针7号线为牵引线，牵引线另一端连胃管一起绑紧固定于食管残端。

颈部手术时，取左颈部切口，游离颈段食管，经食管后间隙钝性与胸腔打通。将食管连同胃管慢慢向外拉出，同时腹部手术组将胃经食管裂孔向上送，逐步将胃体引达颈部切口，切除食管，行食管—胃底吻合术。完成吻合后关闭颈部及腹部切口。

4. 术中问题的处理

(1)游离奇静脉要尽量长，结扎一定要牢靠。

(2)游离食管时先游离一小段后悬吊牵拉食管，充分利用电视胸腔镜的放大作用辨清食管与周围的间隙，紧贴食管游离。

(3)术中边游离食管边清扫淋巴结。由于电视胸腔镜的放大作用，更易辨认淋巴结从而提高淋巴结清扫率。

5. 术后处理　该术式便于操作，同样可达到微创的目的；术后引流量少，患者胸痛症状较轻，可较早下床活动，恢复较快，故术后胸部并发症的发生率较低。

第三节　食管平滑肌瘤

食管良性肿瘤少见，占所有食管肿瘤的0.5%～0.8%。因症状较轻或无症状，患者常不求医或为临床医师所忽视。近年由于X线及其他检查技术进步，发现的病例才逐渐增多，其中90%为食管平滑肌瘤。食管平滑肌瘤起源于食管固有肌层，以纵行肌为主，绝大部分在食管壁内。肿瘤呈圆形、椭圆形，也可为不规则形状，如分叶形、螺旋形、生姜形、马蹄形。多个食管平滑肌瘤病可致整个食管壁增厚，诊断有一定困难。肿瘤质坚韧，多有完整的包膜，表面光滑，主要向腔外生长，生长缓慢，切面呈白色或带黄色。约半数平滑肌瘤患者完全没有症状，是因其他疾病行胸部X线检查或胃肠造影时发现的。有症状者症状也较轻微，最常见的是轻度下咽不畅，很少影响正常饮食。病程可达数月至十余年，即使肿瘤已相当大，因其发展很慢，梗阻症状也不重，这点在鉴别诊断上有重要意义，与食管癌所致的短期内进行性吞咽困难不大相同。

食管钡餐造影是最常见、简易的诊断和鉴别诊断方法(图3-3-1)，但有时与食管恶性肿瘤较难鉴别。所以目前在怀疑平滑肌瘤病变时，多建议再行食管镜和食管超声内镜检查。镜下食管平滑肌瘤多表现黏膜完整光滑，呈外压性改变(图3-3-2)。一般平滑肌瘤活动度好，超声内镜多提示食管肌层内实性低回声灶，边界清楚，表面黏膜完整。镜下检查时尽量不要活检，以免损伤食管黏膜，增加手术难度。

一、手术切口

通常情况下，胸腔镜从肩胛线第8肋间进入，操作孔可以为2个或3个，一般位于腋中线第4、5肋间(图3-3-3)。

二、手术方法

术中肿瘤定位一般不难，大部分在食管提起后即可看到，或用卵圆钳探查感知。对于较小的平滑肌瘤，可暂时关闭胸腔镜光源，通过食管镜前端的光线即可看见。纵行打开纵隔胸膜后，游离病变段食管(图 3-3-4)，根据肿瘤位置及大小决定是否套绳提出食管。游离食管表面肌层(图 3-3-5)，注意勿伤及黏膜，延包膜外钝性分离(图 3-3-6～12)，将肿瘤完整切除。完整切除肿瘤后，最后充气检验食管黏膜有无破损(图 3-3-13)。若剥离面较大，可适当镜下实施修补(图 3-3-14)。

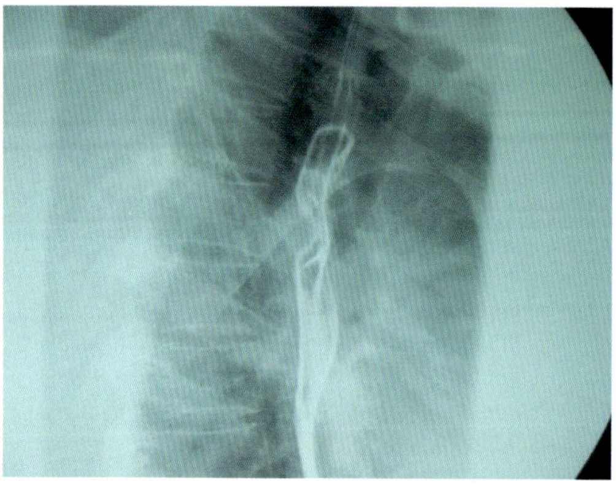

图 3-3-1　食管中段平滑肌瘤，黏膜光滑

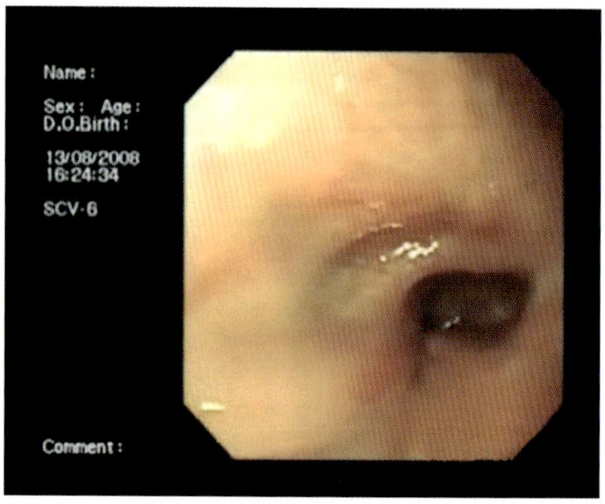

图 3-3-2　胃镜检查见食管黏膜完整，呈外压型改变

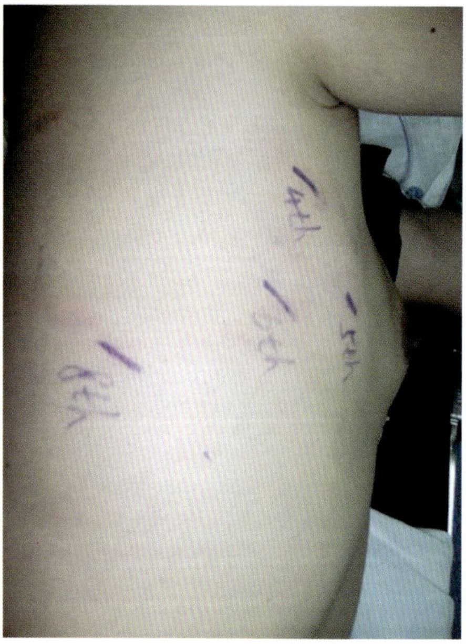

图 3-3-3　手术切口

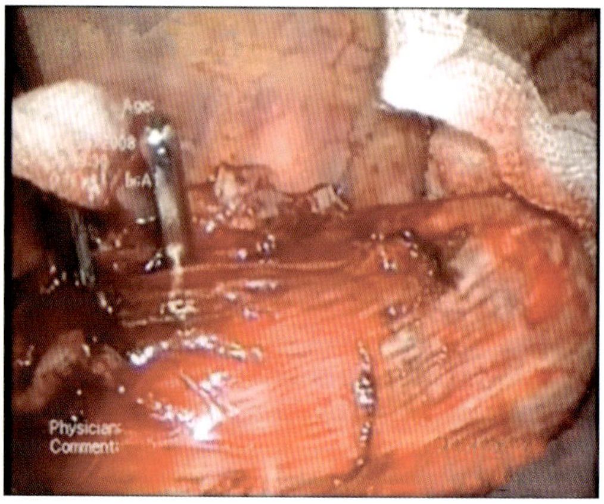

图 3-3-4　使用腔静脉游离钳游离食管并提起

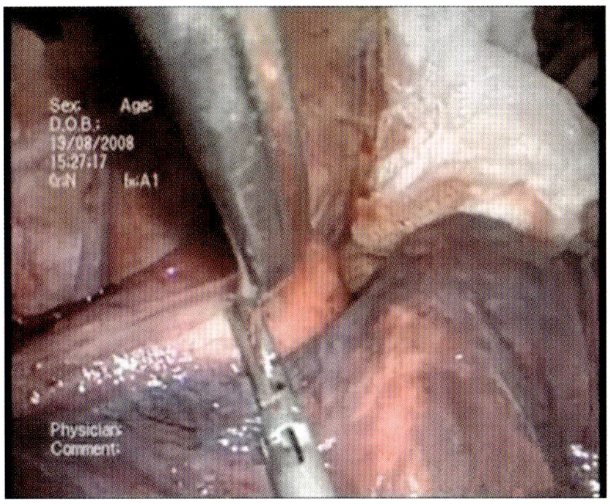

图 3-3-5　利用超声刀打开食管表面肌层

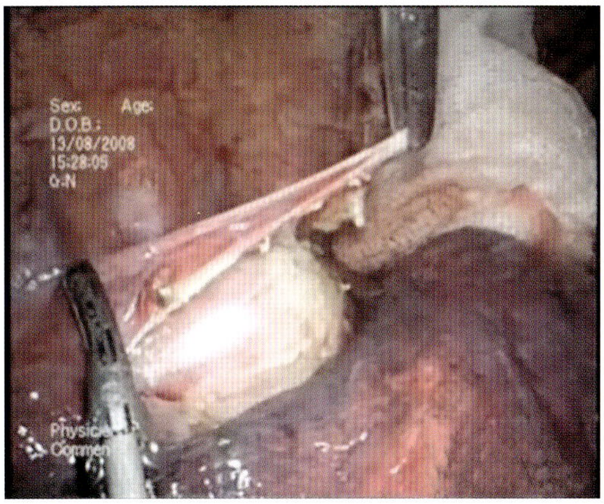

图 3-3-6　暴露平滑肌瘤，见肿瘤包膜完整

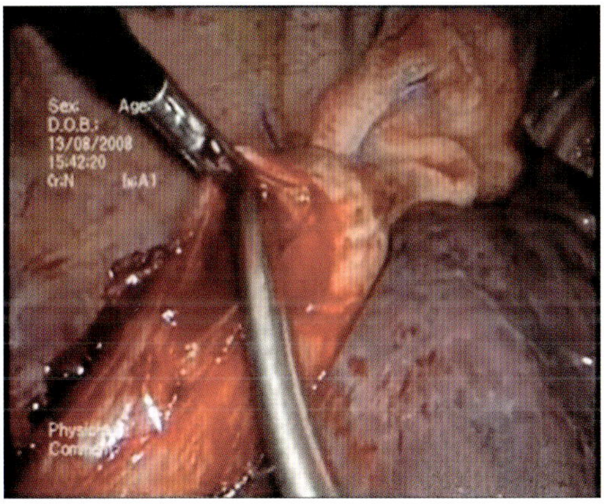

图 3-3-7　向上提起食管后，使用吸引器剥离肿瘤与黏膜间的疏松粘连

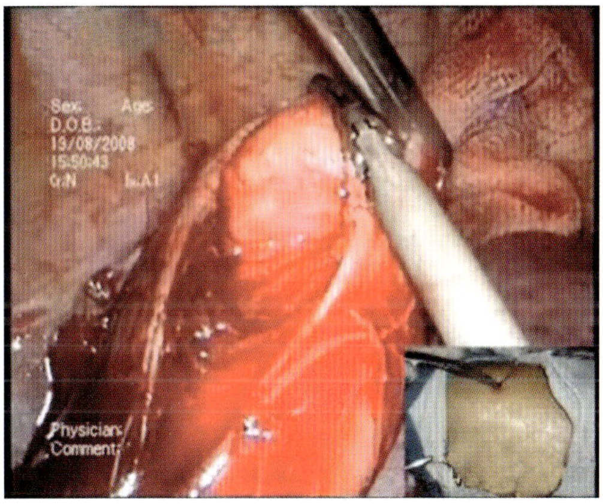

图 3-3-8　使用超声刀切断可能的粘连带

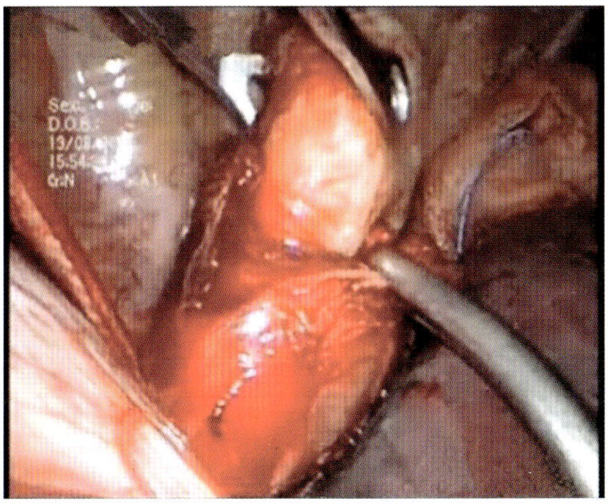

图 3-3-9　使用卵圆钳向上牵拉肿瘤

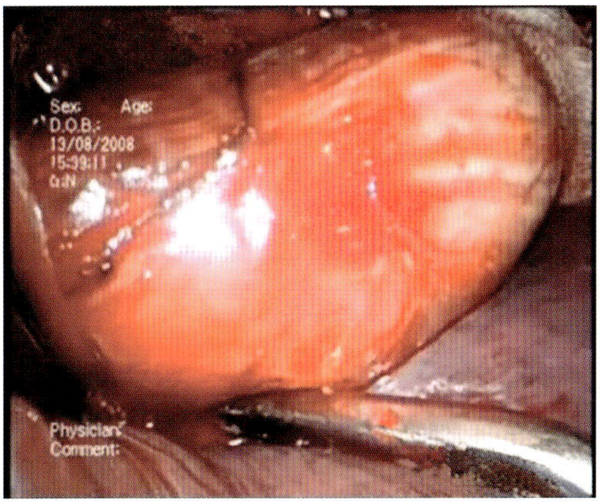

图 3-3-10　完整分离肿瘤

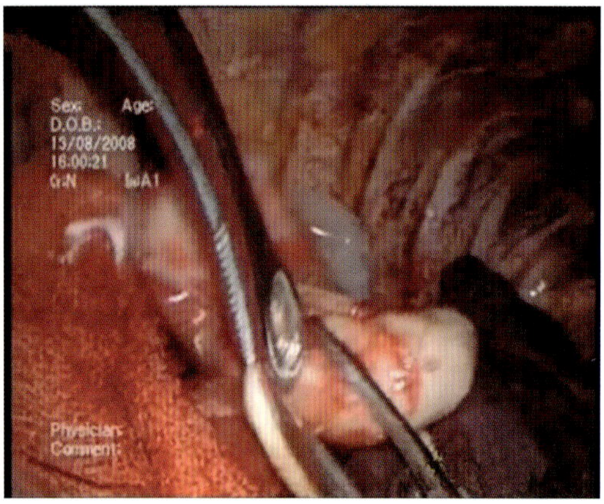

图 3-3-11　使用标本袋取出

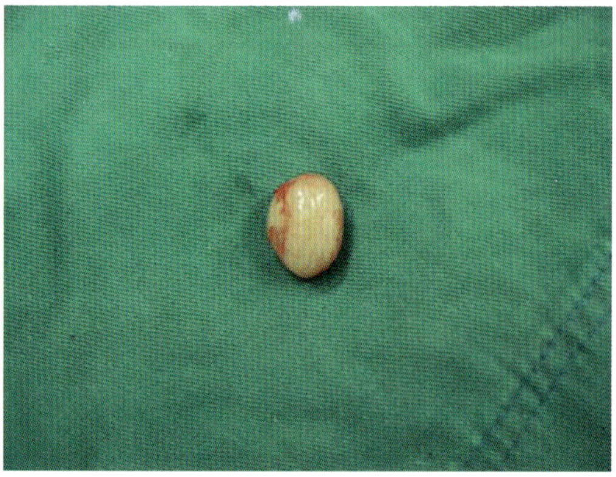

图 3-3-12　切除的平滑肌瘤

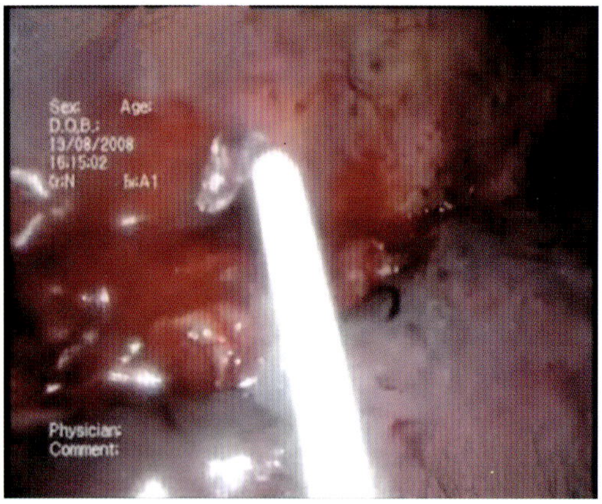

图 3-3-13　亦可用注水法检查黏膜是否破损漏气

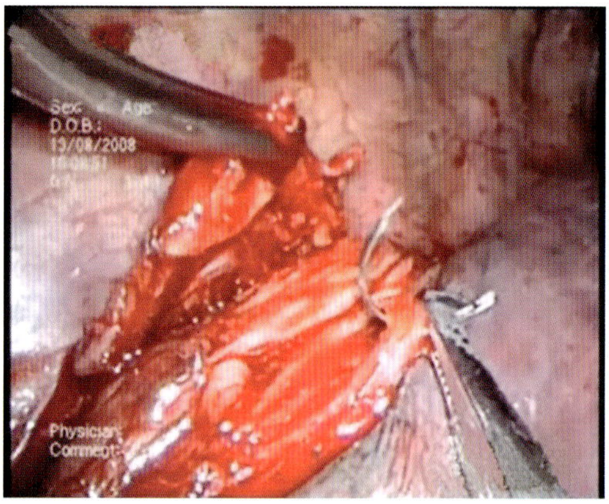

图 3-3-14　如剥离面较大，食管肌层应给予缝合加固

三、并发症

最严重的并发症是剥离平滑肌瘤过程中食管黏膜破裂，一般可于镜下用 4-0 可吸收线缝合，并适当缝合肌层。

第四节　食管憩室

食管憩室是指与食管腔相连的覆盖有上皮的盲袋。有 3 个好发部位：①咽食管憩室；②支气管旁憩室；③膈上憩室。

咽食管憩室的诊断及诊断标准：临床物理检查阳性体征不多，部分患者在吞咽几口空气后，反复压迫环咽肌水平胸锁乳突肌前缘，可听到响声。诊断的主要手段是 X 线检查，

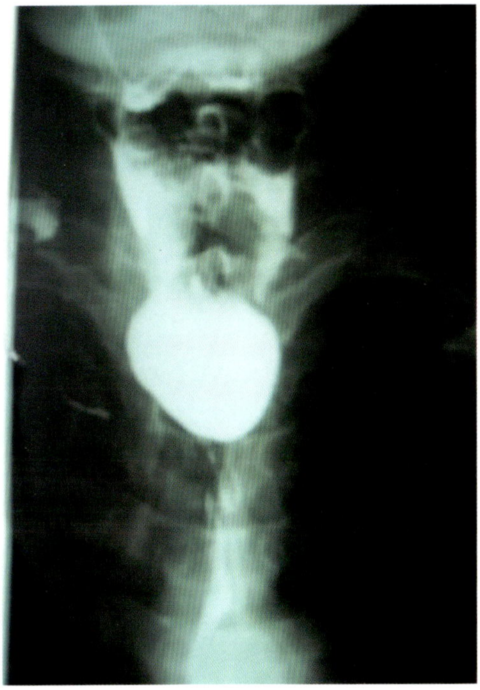

图 3-4-1 咽食管憩室，憩室内有钡剂存留

X 线平片上偶见液平面，服钡剂后可见食管后方的憩室；若憩室巨大明显压迫食管，可见到钡剂进入憩室后，有一条钡剂影自憩室开口流向下方食管(图 3-4-1)。内窥镜检查有一定危险性，不应作为常规检查，只有在怀疑恶变或合并其他畸形，如食管蹼或食管狭窄时进行。膈上憩室的诊断及诊断标准：膈上憩室常由胸部 X 线检查确诊。胸部 X 线平片有时可看到含液平面的憩室腔，服钡造影在膈上几厘米处见到憩室，常突向右侧，亦可突向左侧或前方。膈下腹段食管出现憩室的情况极为罕见。憩室可以同时合并裂孔疝，造影时需多方位观察，以免漏诊或误诊。食管中段憩室也同样依靠 X 线确诊，服钡造影时要采用卧位或头低脚高位，并且左右转动体位才能清晰地显示憩室的轮廓，因为食管中段憩室的开口都比较大，造影剂很容易从憩室内流出，不易存留。

胸腔镜下手术切除较传统开胸手术有着明显的优势，一般适用于无反复感染的单纯食管憩室。

一、手术体位

手术体位和切口同食管平滑肌瘤切除术。

二、手术方法

首先进行憩室定位(图 3-4-2)，剪开纵隔胸膜，游离病变段食管全周(图 3-4-3)并用套带牵引；采用钝性和锐性分离的方法分离出整个憩室(图 3-4-4)，用卵圆钳提起憩室底部，用腔镜切割缝合器自憩室基底部将其完整切除(图 3-4-5)。胸腔内注入生理盐水确认黏膜无破损，适当缝合食管肌层(图 3-4-6)，局部喷洒生物蛋白胶(图 3-4-7)，放置胸腔引流管。

三、并发症

可能存在的并发症是食管黏膜破裂和食管狭窄。黏膜的修补同食管平滑肌瘤，食管狭窄时由于切除黏膜过多引起，因此在牵拉憩室时力度应适当。

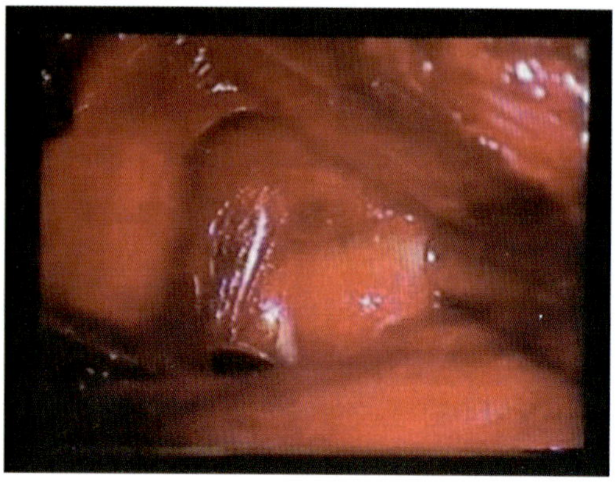

图 3-4-2　定位食管憩室

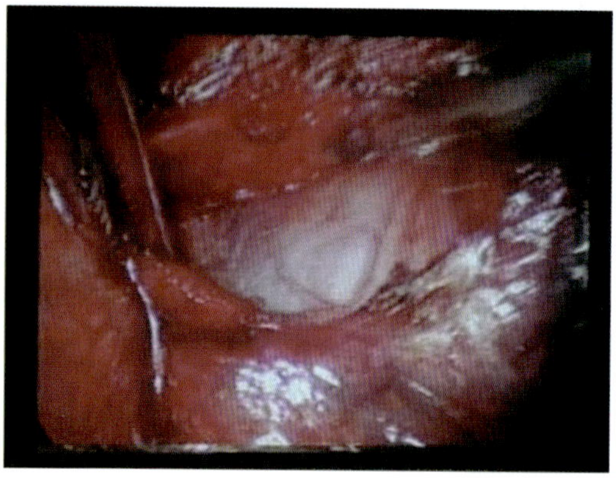

图 3-4-3　用吸引器钝性分离食管周围疏松组织

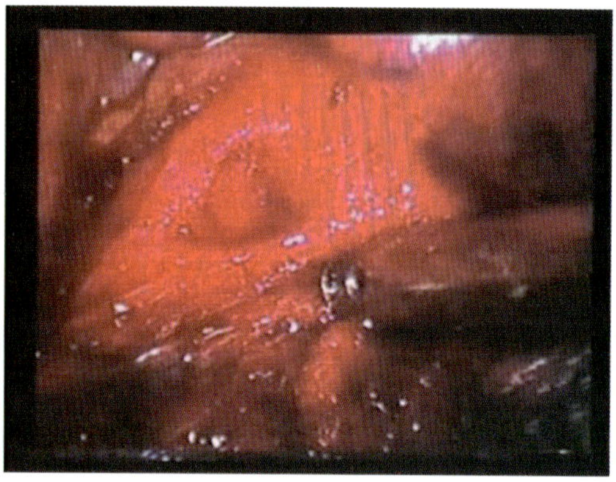

图 3-4-4　用吸引器钝性分离食管憩室

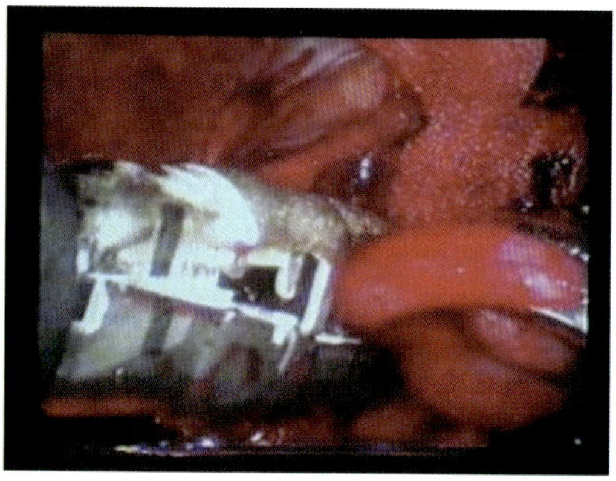

图 3-4-5　用腔内切割缝合器于憩室基底部切除

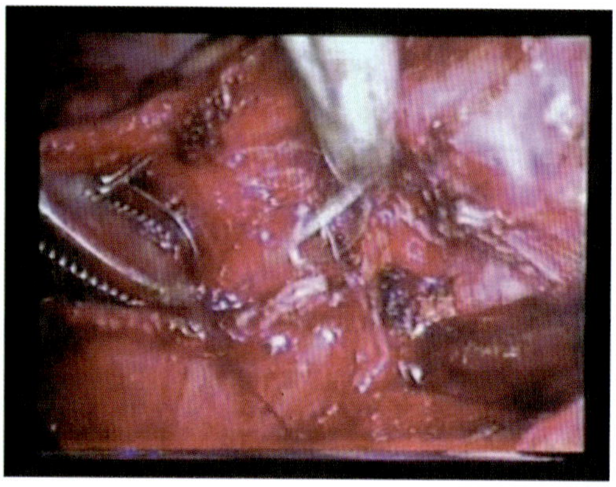

图 3-4-6　适当缝合肌层

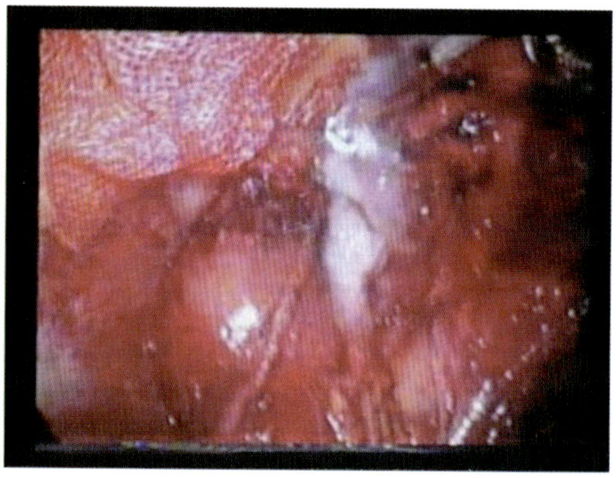

图 3-4-7　创面局部喷洒生物蛋白胶

第五节　贲门失弛缓症

贲门失弛缓症是由食管神经肌肉功能障碍所致的疾病。其主要特征是食管缺乏蠕动，食管下端括约肌高压和对吞咽动作的松弛反应减弱。本病为一种少见病，可发生于任何年龄，但最常见于20～39岁的年龄组。本病的病因迄今不明。一般认为，本病属神经源性疾病，可见食管壁内迷走神经及其背核和食管壁肌间神经丛中神经节细胞减少，甚至完全阙如。无痛性咽下困难是本病最常见、最早出现的症状，占80%～95%以上。起病多较缓慢，但亦可较急，初起症状可较轻微，仅在餐后有饱胀感觉而已，咽下困难多呈间歇性发作，常因情绪波动、发怒、忧虑、惊骇或进食过冷和辛辣等刺激性食物而诱发。

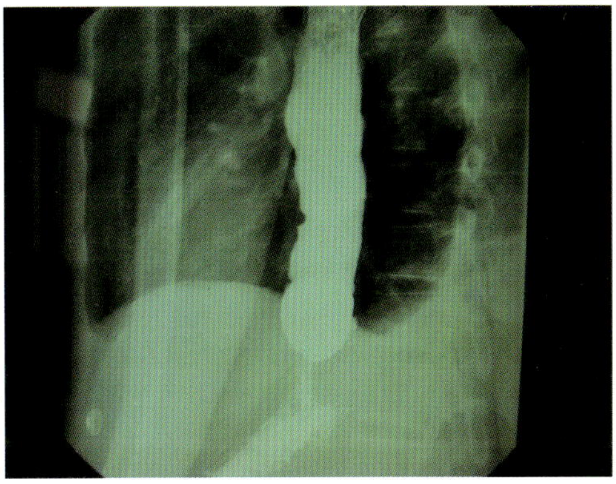

图3-5-1　上消化道钡餐可见钡剂通过困难

上消化道钡餐检查可见钡餐难以通过贲门部而潴留于食管下端，并显示为1～3 cm长的、对称的、黏膜纹正常的漏斗形狭窄，其上端食管呈现不同程度的扩张、弯曲，无蠕动波（图3-5-1）。如予热饮、舌下含服硝酸甘油片或吸入亚硝酸异戊酯，可见贲门弛缓；如予冷饮，则使贲门更难以松弛。潴留的食物残渣可在钡餐造影时呈现充盈缺损，故检查前应行食管引流与灌洗。

一、手术切口

患者右侧卧位，前倾30°，通常情况下，胸腔镜观察孔位于肩胛下线第7肋间，操作孔可以为2个或3个，一般分别位于腋中、肩胛下线第6、8肋间。

二、手术方法

首先切断肺下韧带，于食管下三角处打开纵隔胸膜，游离食管周围并用"鞋带"提起（图3-5-2～4），保持一定张力。用"直角钳"游离食管肌层（图3-5-5），游离过程中应仔细、轻柔，用吸引器头剥离黏膜下层疏松的粘连（图3-5-6），直至剥离范围达食管全周1/2以上，切开膈食管膜及部分膈脚纤维（图3-5-7）。在分离贲门胃底部分时，防止黏膜破裂（图3-5-8～10）。切开长度与开胸Heller术相同。术毕胸腔内注水，麻醉师配合利用胃管充气检查黏膜有无破裂。

术后复查，上消化道钡餐检查见钡剂通过顺利（图3-5-11）。

三、并发症

同食管平滑肌瘤。

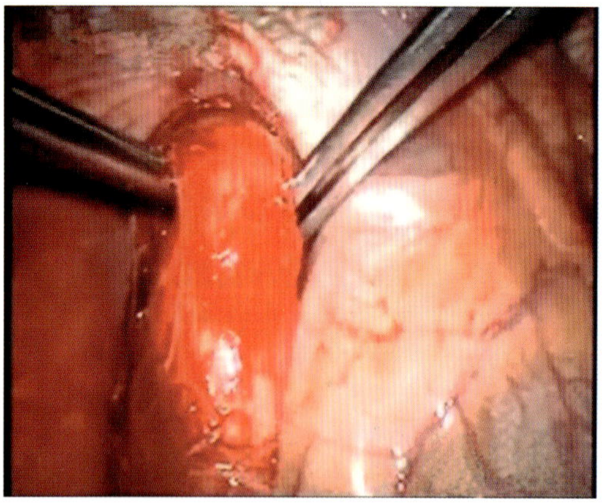

图 3-5-2　切断肺下韧带，打开纵隔胸膜，游离食管下段

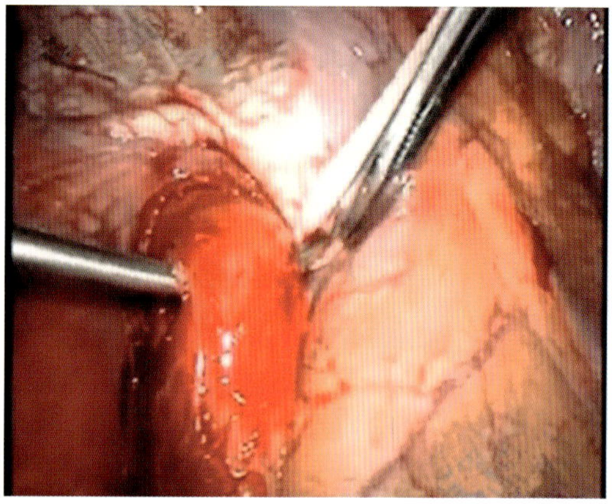

图 3-5-3　游离食管后穿过“鞋带”，提起食管

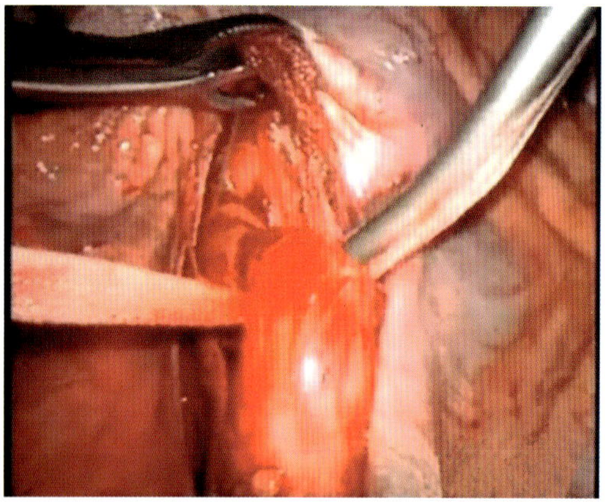

图 3-5-4　使用“鞋带”将食管向头侧牵拉

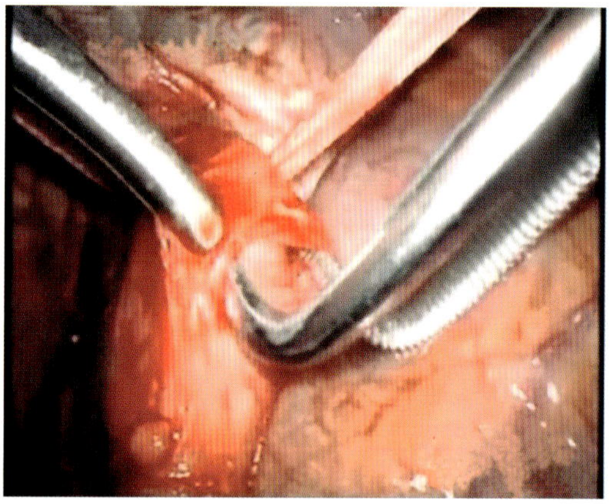

图 3-5-5　分离肌层时注意操作时要轻柔、仔细

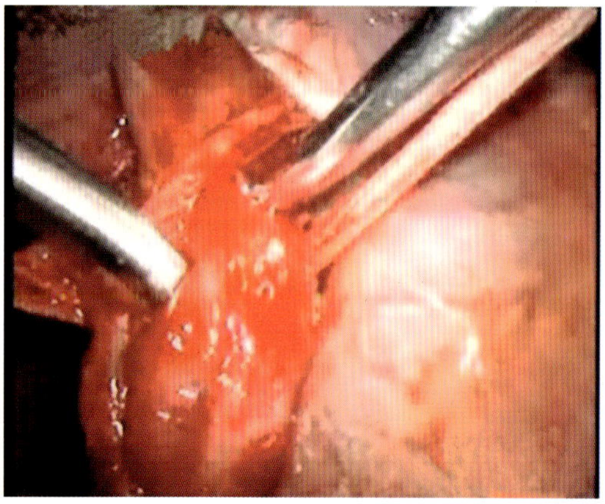

图 3-5-6　用吸引器剥离黏膜下层疏松粘连

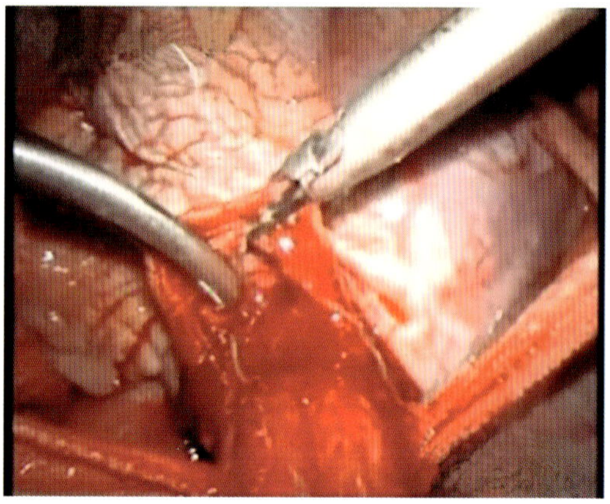

图 3-5-7　使用超声刀切断膈食管膜及部分膈脚纤维

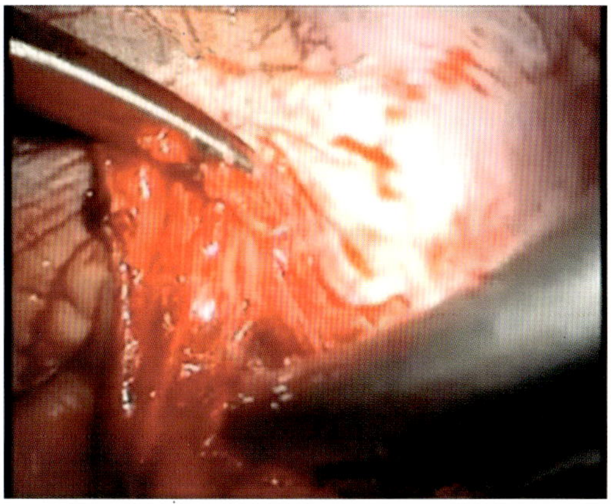

图 3-5-8　继续向下分离贲门胃底部肌层与黏膜

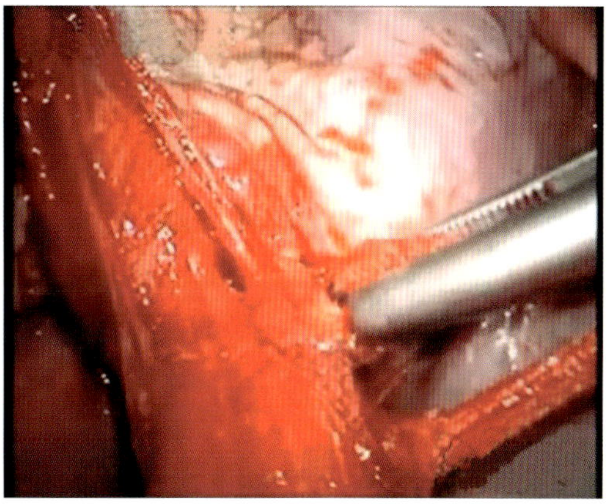

图 3-5-9　为了操作轻柔仔细，可以使用小纱布块分离胃底肌层

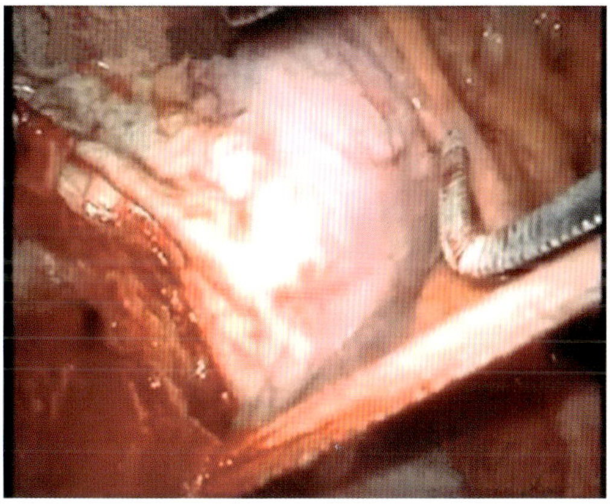

图 3-5-10　完整暴露食管及贲门部黏膜

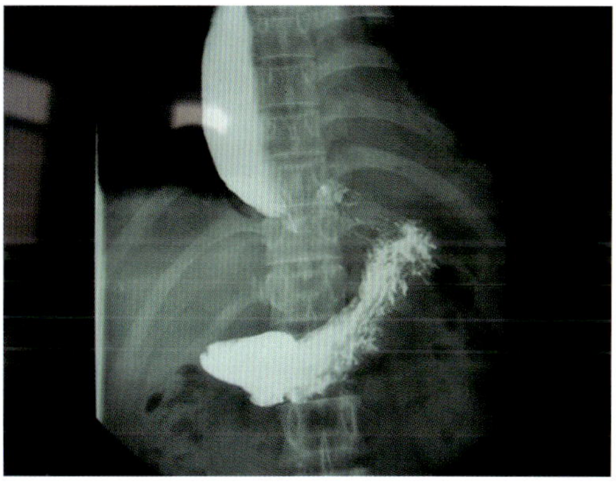

图 3-5-11　术后 10 天复查，见钡剂通过顺畅

参 考 文 献

韩军，何鹏飞，刘同发等. 2001. 胸腔镜联合腹腔镜行胸段食管癌手术 8 例[J]. 中华胸心血管外科杂志，17(1)：46

谭黎杰，王群，冯明祥等. 2008. 电视胸腔镜食管切除术在食管癌外科治疗中的应用[J]. 中华胃肠外科杂志，11(1)：24～27

徐志飞，吴彬，仇明等. 2006. 腔镜在食管癌根治术中的应用（附 40 例报道）[J]. 中华胸心血管外科杂志，22(6)：361～364

Bax KM，van Der，Zee DC. 2002. Feasibility of thoracoscopic repair of esophageal atresia with distal fistula[J]. Journal of Pediatric Surgery，37(2)：192～196

Dapri G，Himpens J，Cadiere GB，et al. 2008. Minimally invasive esophagectomy for cancer:laparoscopic transhiatal procedure or thoracoscopy in prone position followed by laparoscopy? [J] Surgical Endoscopy,22(4):1 060~1 069

Elli E,Espat NJ,Berger R,et al. 2004. Robotic-assisted thoracoscopic resection of esophageal leiomyoma[J]. Surgical Endoscopy,18(4):713~716

Elli E,Espat NJ,Berger R. 2004. Robotic-assisted thoracoscopic resection of esophageal leiomyoma[J]. Surgical Endoscopy,18(4):713~716

Fabian T,McKelvey AA,Kent MS,et al. 2007. Prone thoracoscopic esophageal mobilization for minimally invasive esophagectomy[J]. Surgical Endoscopy, 21(9): 1 667~1 670

Gee DW,Willingham FF,Lauwers GY,et al. 2008. Natural orifice transesophageal mediastinoscopy and thoracoscopy: a survival series in swine[J]. Surgical Endoscopy, 22(10):2 117~2 122

Kent M,d'Amato T, Nordman C, et al. 2007. Minimally invasive resection of benign esophageal tumors[J]. The Journal of Thoracic and Cardiovascular Surgery,134(1): 176~181

Ma N,Zhong H,Ye C,et al. 2008. Minimally invasive thoracoscopy assisted Heller myotomy for achalasia[J]. Asian cardiovascular & thoracic annals,16(6):459~462

Nakamura Y,Kohno T,Hata T,et al. 2004. Esophageal leiomyoma enucleated under the thoracoscopy,report of a case[J]. Thoracic surgery,57(5):427~429

Palanivelu C,Rangarajan M,John SJ,et al. 2008. Laparoscopic transhiatal approach for benign supra-diaphragmatic lesions of the esophagus:a replacement for thoracoscopy? [J]. Diseases of the Esophagus,21(2):176~180

Palanivelu C, Rangarajan M, Senthilkumar R, et al. 2008. Combined thoracoscopic and endoscopic management of mid-esophageal benign lesions:use of the prone patient position :Thoracoscopic surgery for mid-esophageal benign tumors and diverticula[J]. Surgical Endoscopy,22(1):250~254

Pennathur A,Abbas G,Christie N,et al. 2007. Video assisted thoracoscopic surgery and lobectomy,sublobar resection,radiofrequency ablation,and stereotactic radiosurgery: advances and controversies in the management of early stage non-small cell lung cancer[J]. Current opinion in pulmonary medicine,13(4):267~270

Rothenberg SS. 2002. Thoracoscopic repair of tracheoesophageal fistula in newborns[J]. Journal of Pediatric Surgery,37(6):869~872

Storch I,Shah M,Thurer R,et al. 2008. Endoscopic ultrasound-guided fine-needle aspiration and Trucut biopsy in thoracic lesions:when tissue is the issue[J]. Surgical Endoscopy,22(1):86~90

Tirabassi MV,Banever GT,Moriarty KP,et al. 2004. Feasibility of thoracoscopic U-clip esophageal anastomosis:an alternative for esophageal atresia reconstruction[J]. Journal of Pediatric Surgery,39(6):851~854

Van-der-Zee DC, Bax NM. 2003. Thoracoscopic repair of esophageal atresia with distal fistula[J]. Surgical Endoscopy, 17(7): 1 065～1 067

Willingham FF, Gee DW, Lauwers GY, et al. 2008. Natural orifice transesophageal mediastinoscopy and thoracoscopy[J]. Surgical Endoscopy, 22(4): 1 042～1 047

Zaninotto G, Portale G, Costantini M, et al. 2006. Minimally invasive enucleation of esophageal leiomyoma[J]. Surgical Endoscopy, 20(12): 1 904～1 908

第四章　腔镜下淋巴结的清扫

腔镜下的肺叶切除术后，淋巴结的清扫也是一项非常重要的任务。很多医生认为，腔镜下清扫淋巴结不如常规开胸彻底。随着腔镜技术的进步和器械的改进，手术适应证不断扩大，彻底清扫淋巴结已经成为可能，而且清扫效果并不逊于常规开胸。

第一节　淋巴结的分组和基本操作

淋巴结分为区域淋巴结组（N_1）和纵隔淋巴结组（N_2）（图 4-1-1）。

一、N_1 包括

1. 第 10 组淋巴结群　从双侧主支气管开口第一个软骨环开始至其刚开始分叉为上下肺叶支气管的最后一个软骨环外的淋巴结。

2. 第 11 组淋巴结群　位于肺内各肺叶支气管之间的淋巴结。在右侧，上肺叶与中肺叶支气管之间为 11s 群，中肺叶与下肺叶支气管之间为 11i 群。

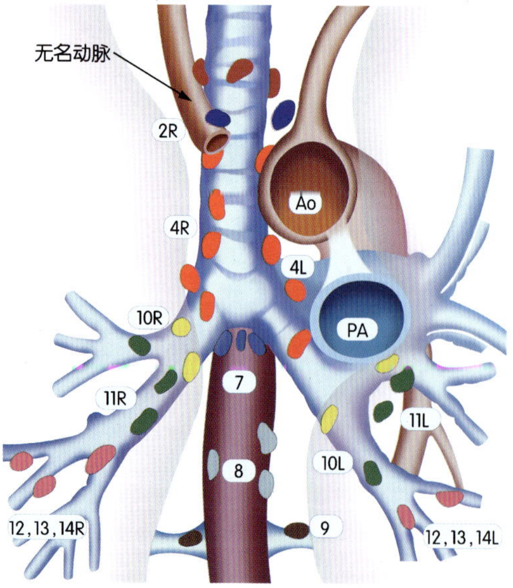

图 4-1-1a　淋巴结分组示意图

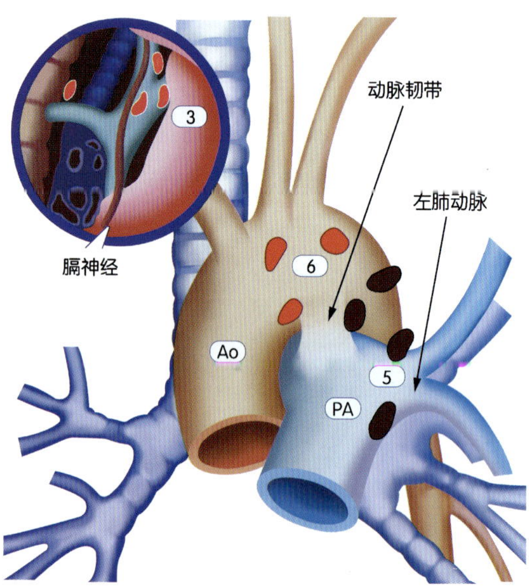

图 4-1-1b　淋巴结分组示意图

3. 第 12 组淋巴结群　位于肺叶支气管周围的淋巴结。

4. 第 13 组淋巴结群　位于肺段支气管周围的淋巴结。

5. 第 14 组淋巴结群　位于亚段支气管远端周围的淋巴结。

二、N_2 包括

1. 第 1 组淋巴结群　在上纵隔胸腔内上 1/3 气管的周围，其双侧以锁骨下动脉的上缘做水平线以上，中间与左无名静脉上缘以上为界。

2. 第 2 组淋巴结群　气管旁淋巴结，位于第 1 组淋巴结与第 4 组淋巴结之间的气管旁两侧。

3. 第 3 组淋巴结群　分为气管前和气管后淋巴结两组。在气管后面的淋巴结又称为 3p 组，气管与上腔静脉与无名静脉之间的淋巴结为 3a 组。

4. 第 4 组淋巴结群　位于气管与左右主气管分叉后周围的淋巴结，右侧通常在奇静脉下方，而左侧的常在纵隔内主动脉之下。

5. 第 5 组淋巴结群　位于主动脉之下的主肺动脉韧带的周围。

6. 第 6 组淋巴结群　位于升主动脉，主动脉弓的前面和两侧，迷走神经前面。

7. 第 7 组淋巴结群　位于气管与左右主气管分叉下的淋巴结。

8. 第 8 组淋巴结群　位于气管与左右主气管分叉下，食管周围的淋巴结。

9. 第 9 组淋巴结群　紧贴下肺静脉之下缘，下肺韧带之内的淋巴结。

三、基本操作

1. 用电钩切开胸膜。

2. 用有齿卵圆钳夹住淋巴结及外面的脂肪或纤维结缔组织，将淋巴结轻轻提起。

3. 在淋巴结下面用直角钳、内镜钳或纱布球做成的“花生米”轻轻分离最疏松部位，于淋巴结的下面将淋巴结抬起。

4. 淋巴结与周围的粘连可以先用钛夹夹闭后剪断，也可以用电钩断离，或将淋巴结周围的粘连分束钳夹断离后结扎。

5. 取出肿大的淋巴结。

第二节　淋巴结组的清扫

N_1 组淋巴结位于肺内和肺门（图 4-2-1），通常随着肺叶的切除，N_1 组淋巴结同时得以清除。这里主要介绍 N_2 组淋巴结的清扫。

一、气管旁和前后淋巴结（2～4 组）（图 4-2-2）

1. 在上腔静脉后与气管表面迷走神经之间，纵向平行地剪开上纵隔胸膜（图 4-2-3～6）。由于胸膜下组织比较疏松，提起胸膜后可先用吸引器钝性分离，显露肿大的淋巴结，再用抓钳提起淋巴结，进一步向深部游离。我们的体会是吸引器是一种非常理想的游离器械，不必担心损伤血管，而且能及时吸净术野的血液，保持术野清晰。

2.向前胸壁方向拉开上腔静脉，进一步清扫(图 4-2-7～10)。对于一些条索组织，可用超声刀切断，或用钛夹夹闭后切断，以减少术后渗出量。

二、隆突下淋巴结(7 组)(图 4-2-11)

1.经右胸隆突下淋巴结清扫(图 4-2-12～18)。由助手将肺组织向前上方牵拉，暴露隆突下区域；将纵隔胸膜提起并剪开后用吸引器游离。其余过程大致同上。

2.经左胸隆突下淋巴结清扫(图 4-2-19～24)。由于采用左侧入路时隆突下区位置较深，游离起来有一定困难，所以充分的显露就显得十分重要。其余过程大致同上。

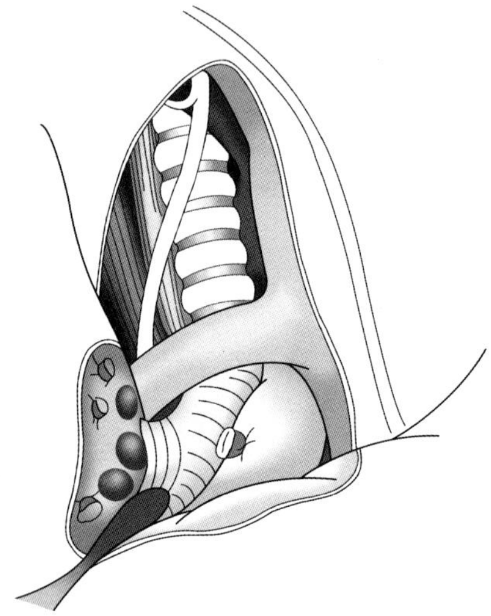

图 4-2-1a　N_1 淋巴结组示意图

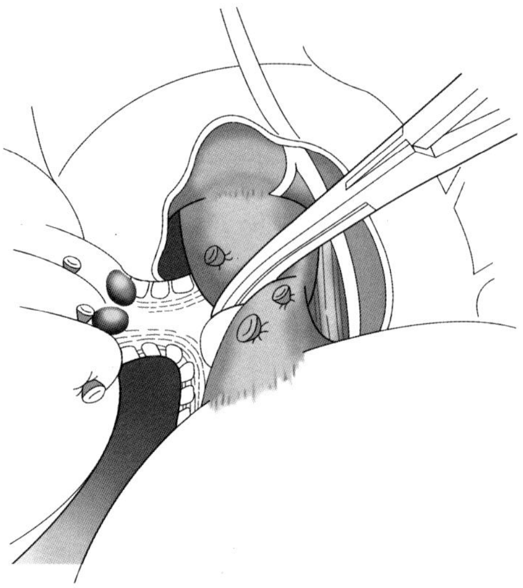

图 4-2-1b　N_1 淋巴结组示意图

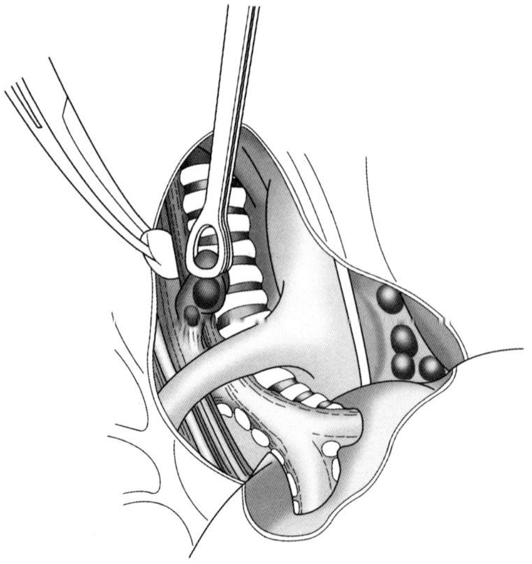

图 4-2-2a　气管旁和前后淋巴结示意图

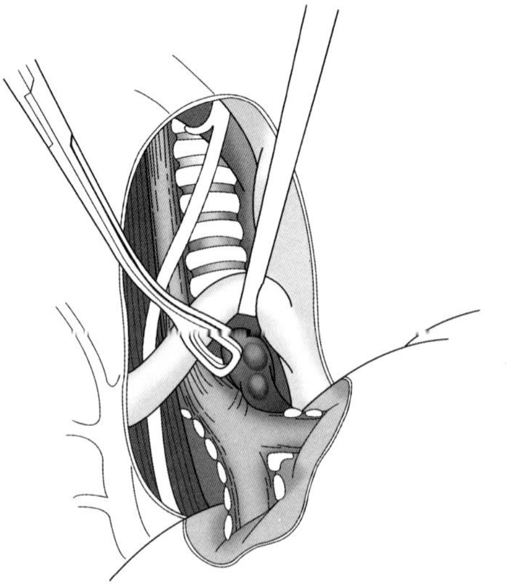

图 4-2-2b　气管旁和前后淋巴结示意图

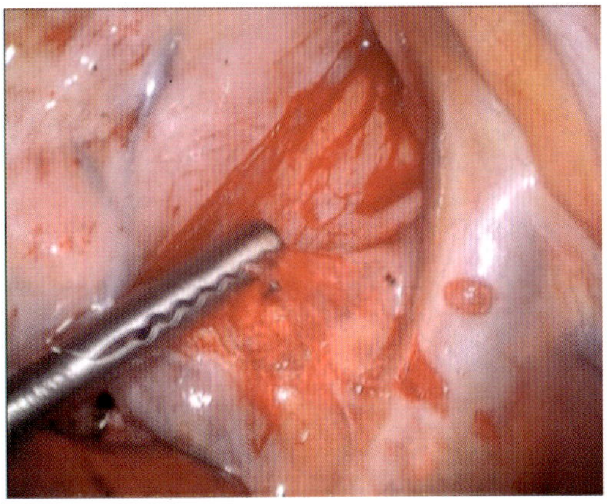

图 4-2-3　提起上纵隔胸膜

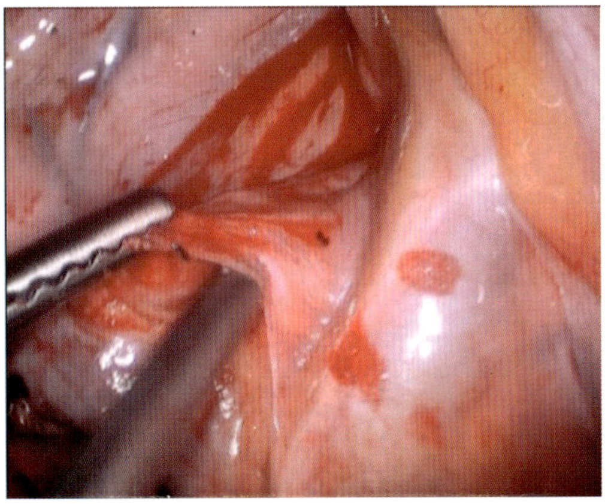

图 4-2-4　先用吸引器钝性分离

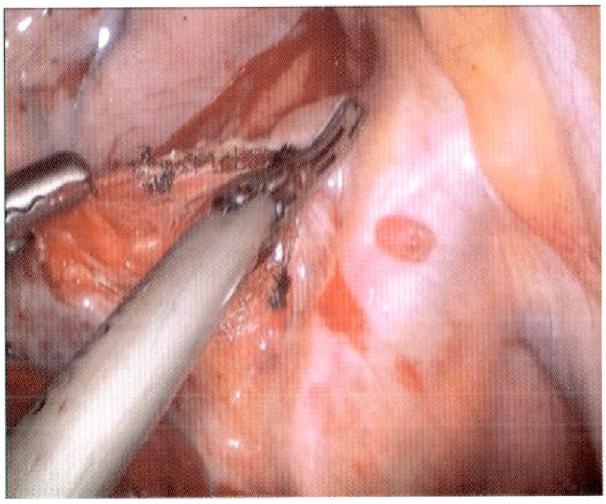

图 4-2-5　用超声刀剪开胸膜

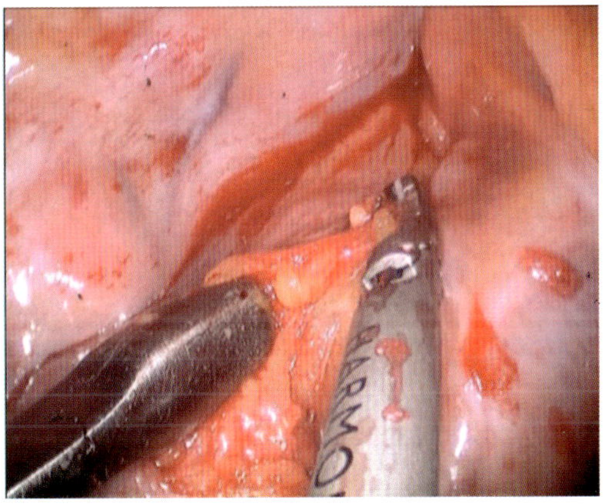

图 4-2-6　用超声刀游离淋巴结周围的脂肪组织

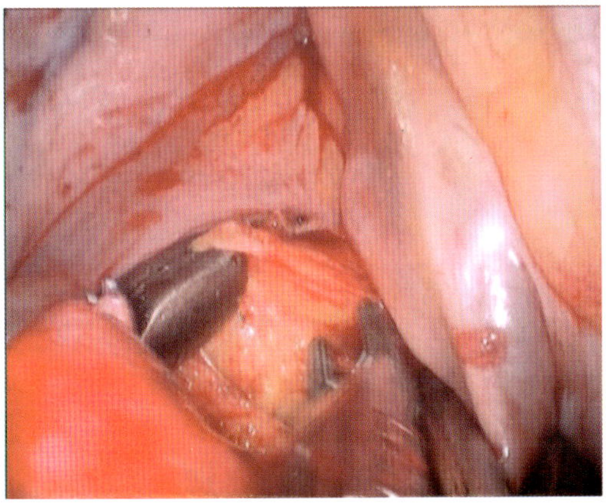

图 4-2-7　提起淋巴结，向前拉开上腔静脉，用钛夹夹闭周围粘连并切断

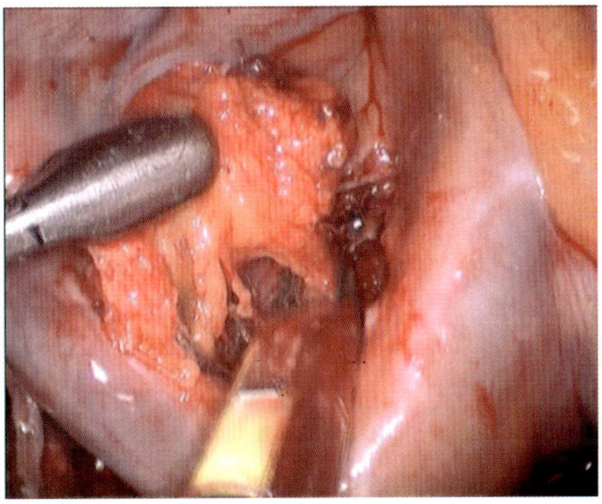

图 4-2-8　游离淋巴结下方

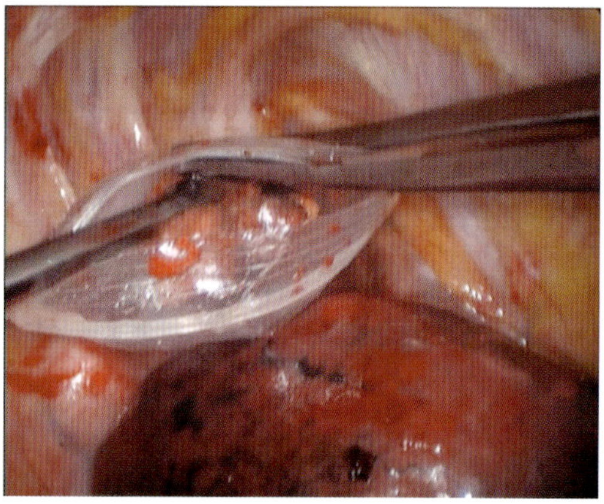

图 4-2-9　取出淋巴结

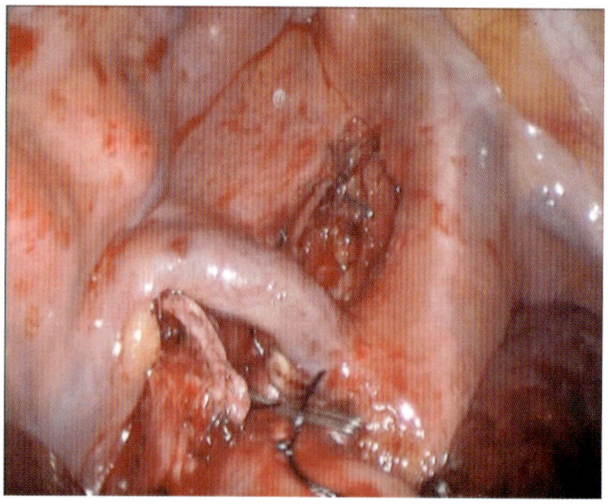

图 4-2-10　淋巴结清扫完毕

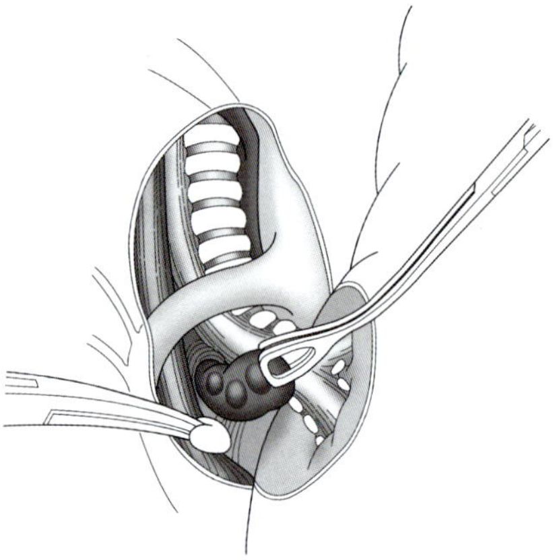

图 4-2-11　隆突下淋巴结示意图

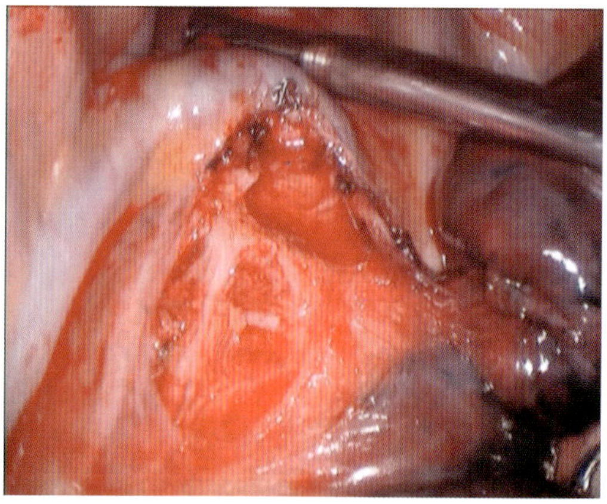

图 4-2-12　暴露隆突下术野

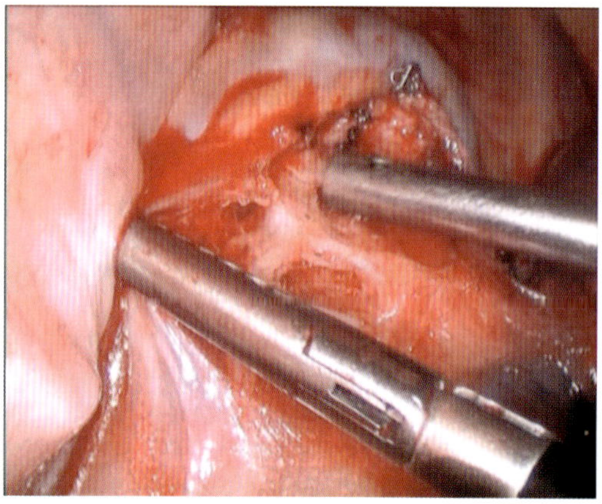

图 4-2-13　提起纵隔胸膜，向后牵拉食管，用吸引器钝性分离

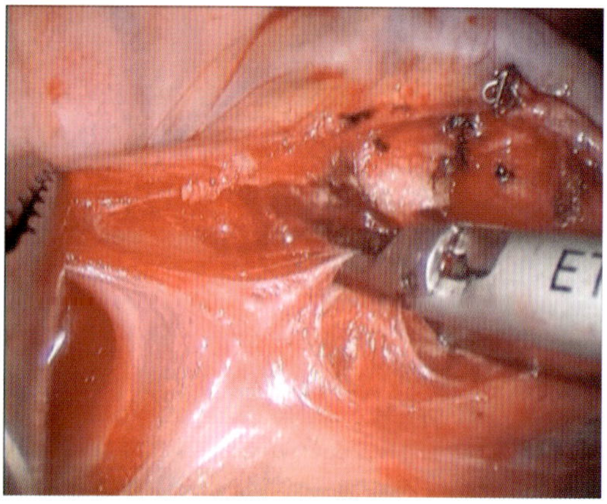

图 4-2-14　用超声刀切断粘连

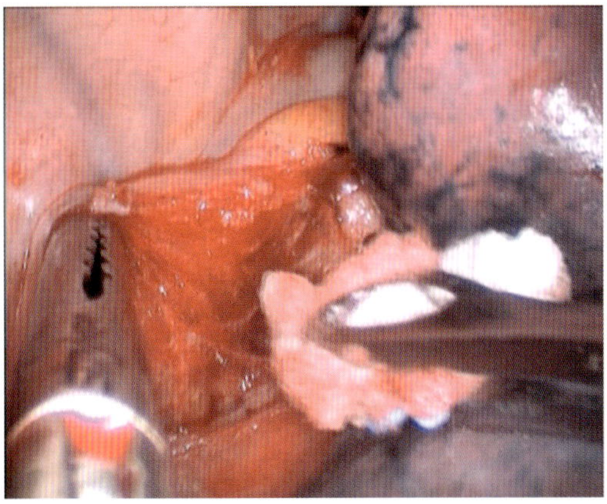

图 4-2-15　用纱布向前牵拉中间支气管

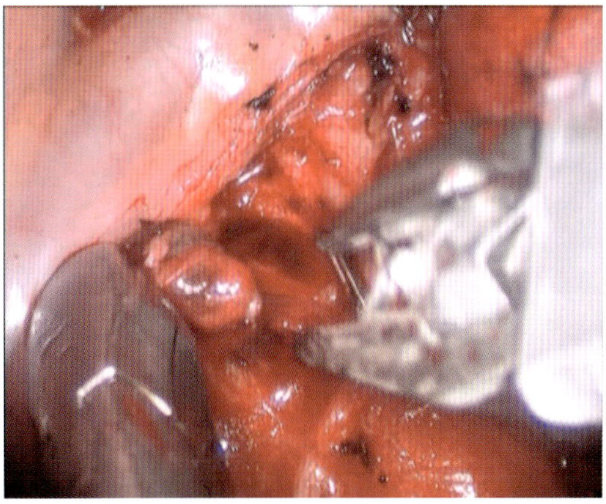

图 4-2-16　用钛夹夹闭粘连带

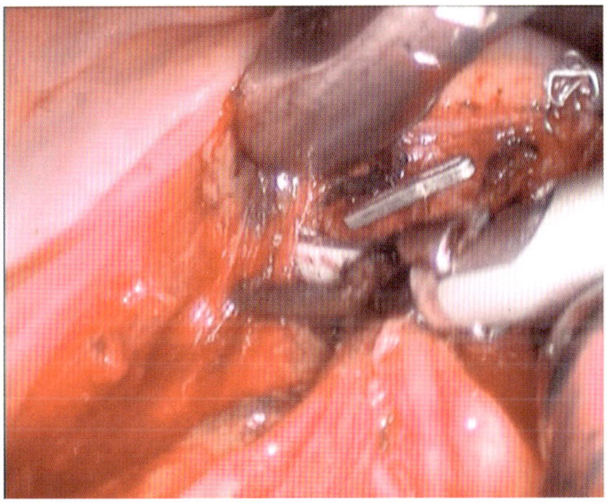

图 4-2-17　提起淋巴结，进一步游离

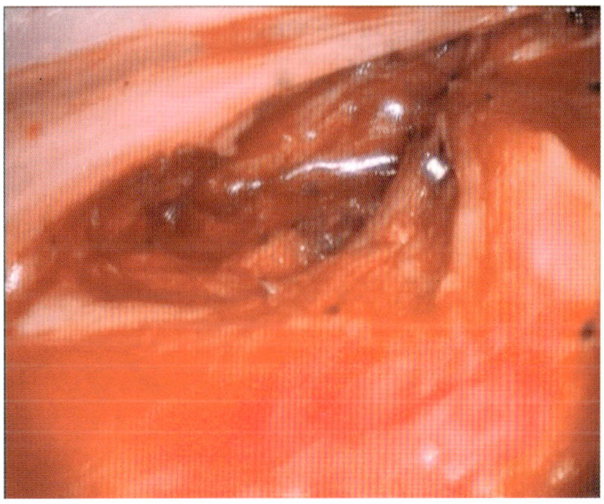

图 4-2-18　清扫完毕，可见左主支气管

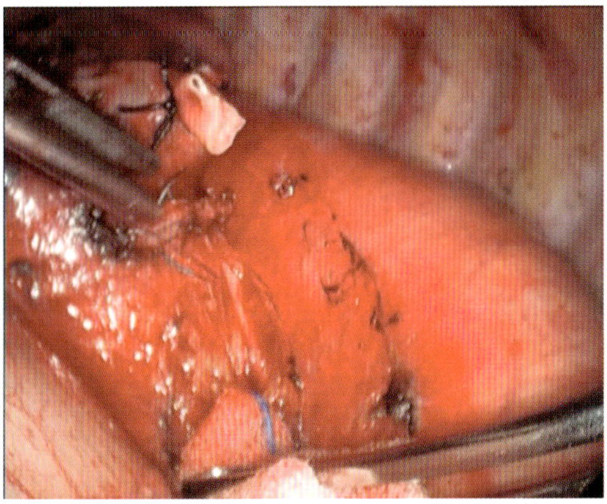

图 4-2-19　于支气管残端缝线牵拉，暴露术野

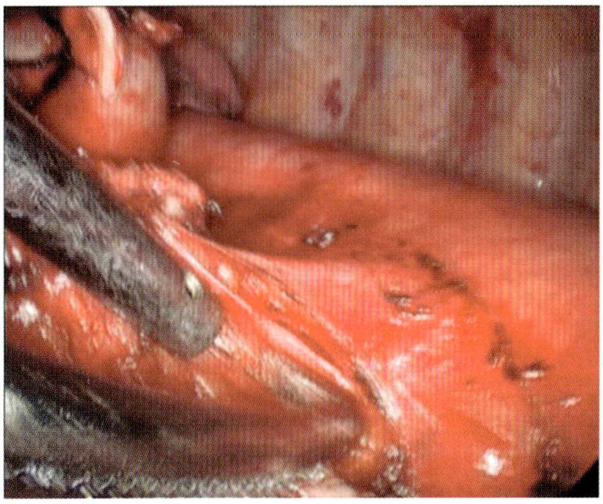

图 4-2-20　用血管前或吸引器钝性分离

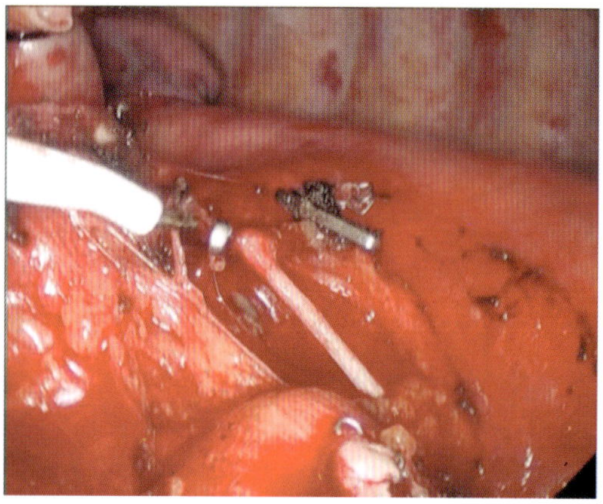

图 4-2-21 用电凝钩分离粘连

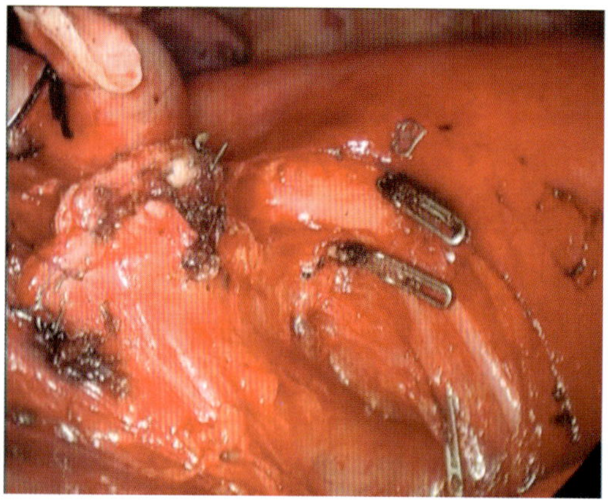

图 4-2-22 用钛夹夹闭粘连带以防出血，用电凝钩切断

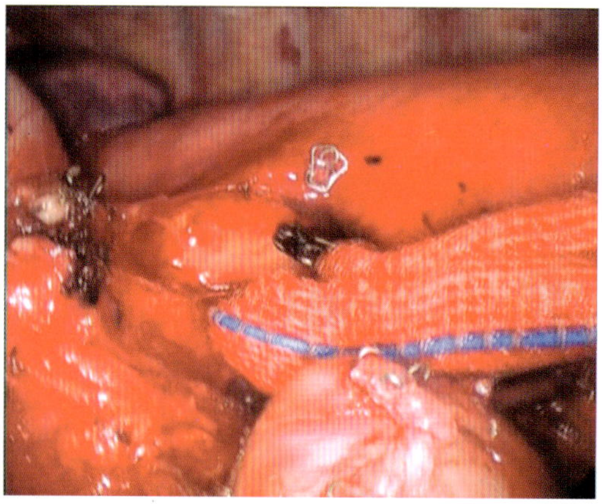

图 4-2-23 用纱布向下牵拉肺下静脉帮助暴露

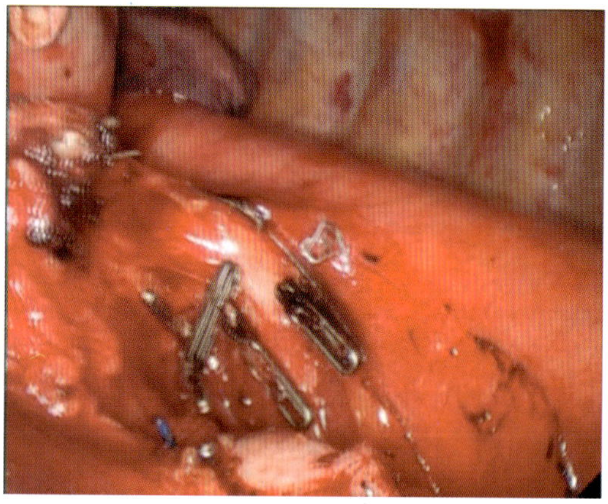

图 4-2-24 清扫完毕，可见右主支气管

三、主动脉旁和主动脉下组淋巴结（第 5、6 组）（图 4-2-25）

大致过程同上，应注意：

1. 轻轻拉开主动脉。
2. 将残肺和肺门拉压向前胸壁或膈肌方向，充分暴露。
3. 注意左喉返神经在该处向上绕主动脉弓后向上返回，走向同主动脉旁细小动脉，止血时若有少许渗血用纱块压迫止血比电灼更加安全。

四、肺下韧带淋巴结（9 组）

1. 位于左、右肺韧带两层胸膜之间。
2. 在游离下肺韧带时，接近下肺静脉可以直接暴露（图 4-2-26，图 4-2-27）。
3. 往往分为前后 2 个淋巴结。

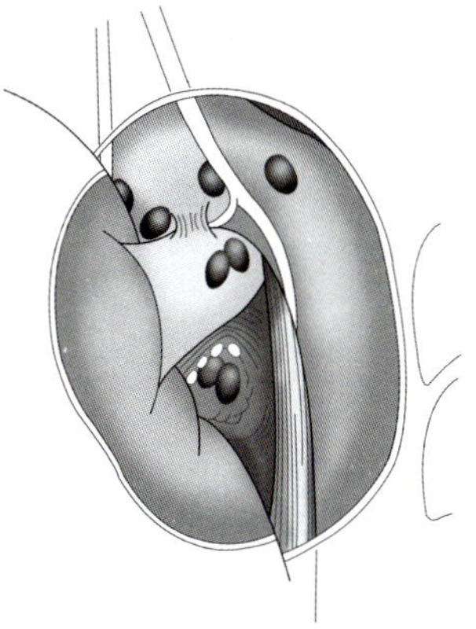

图 4-2-25　主动脉旁和主动脉下组淋巴结示意图

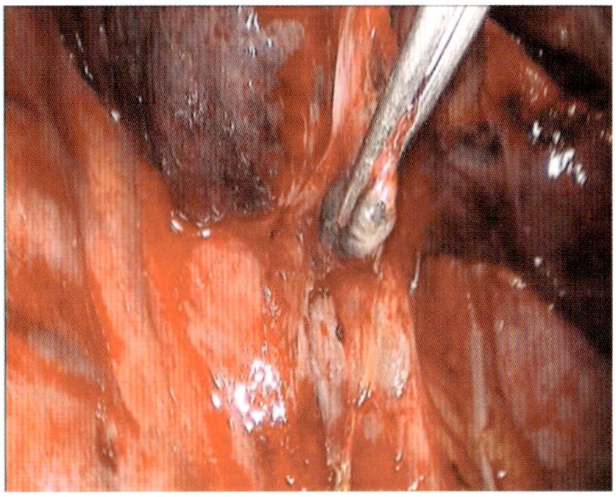

图 4-2-26　钳夹并提起淋巴结

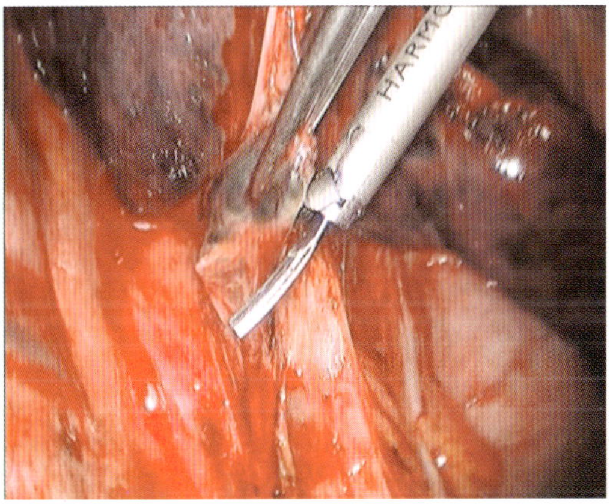

图 4-2-27　用超声刀游离切断

参考文献

Cadiere GB, Torres R, Dapri G, et al. 2006. Thoracoscopic and laparoscopic oesophagectomy improves the quality of extended lymphadenectomy[J]. Surgical Endoscopy, 20 (8): 1 308～1 309

Chen JS, Chang YL, Cheng HL, et al. 2001. Video-assisted thoracoscopic surgery for the diagnosis of patients with hilar and mediastinal lymphadenopathy[J]. Journal of the Formosan Medical Association, 100(3): 213～216

Fukino S, Fukata T, Hayashi E, et al. 2002. Castleman lymphoma originated from the posterior mediastinum resected thoracoscopically: report of a case[J]. Thoracic surgery, 55(6): 519～522

Mouroux J, Venissac N, Alifano M. Combined video-assisted mediastinoscopy and video-assisted thoracoscopy in the management of lung cancer[J]. The Annals of Thoracic Surgery, 72(5): 1 698～1 704

Pollock PJ, Russell T. 2006. Standing thoracoscopy in the diagnosis of lymphosarcoma in a horse[J]. The Veterinary Record, 159(11): 354～356

第五章 食管支架

第一节 食管支架的种类

20 世纪 60 年代，外科医生在食管内置入塑料管或树胶管以解除食管梗阻，开始了食管支架的临床应用。早期的置管治疗因塑料管内径小、弹性差，经常发生堵管、移位和穿孔等并发症，已经放弃使用。20 世纪 80 年代出现了镍钛合金网状食管支架，其简便的操作、良好的自膨能力得到了临床医生的认可。近年来，随着覆膜支架、防反流支架和可回收支架等新型食管支架的出现，进一步扩大了食管支架的应用范围，特别是对于良性食管狭窄和各种食管瘘口的治疗解决了许多难题，取得了显著效果。

一、食管支架的分类和特性

根据制作材料的不同可分为两大类：①硬质食管支架，由无毒硬塑料或树胶管制成，常用的有 Celestin 管、Atkinson 管等。此类支架存在许多缺陷，临床已经很少应用。②金属食管支架，主要有两种，一种是由镍钛合金编制而成的自膨式网状支架，由于镍钛合金具有稳定的形态记忆效应，因此又称记忆合金支架，目前国内应用较为广泛（图 5-1-1）。另一种是以 Z 型不锈钢丝做骨架的自膨式覆膜食管支架（图 5-1-2），其特点是全覆膜、无温度记忆，支架呈节段性软连接结构，变形性好，有回收和防反流装置，临床应用范围和安全性均优于记忆合金支架，但费用较高。

根据功能的不同可分为：普通型支架、防反流支架（图 5-1-3）、套接型支架和特型支架等。防反流支架是在支架的下端增加一个管状薄膜防反流瓣，该装置不仅能有效防止胃液的反流，而且当胃内压增高时，防反流瓣膜可反向打开，从而不影响嗳气或呕吐，临床应用效果良好。套接型支架主要用于套接于普通型支架，可分为上套接支架和下套接支架。特型支架主要根据临床需求制作的各型支架，如儿童支架（图 5-1-4）、桶形支架、大喇叭口支架等。

根据支架的结构不同分为：硬连接支架、软连接支架；无覆膜支架、部分覆膜支架和完全覆膜支架；无回收功能支架、短期回收功能支架和长期回收功能支架。

其中，CZES-Ⅲ型（防反流食管支架）具有显著防反流作用，且呈双向阀门作用，仿贲门生理功能作用，且经 24 小时食管 pH 值测量完全具有贲门生理功能作用（图 5-1-5）。

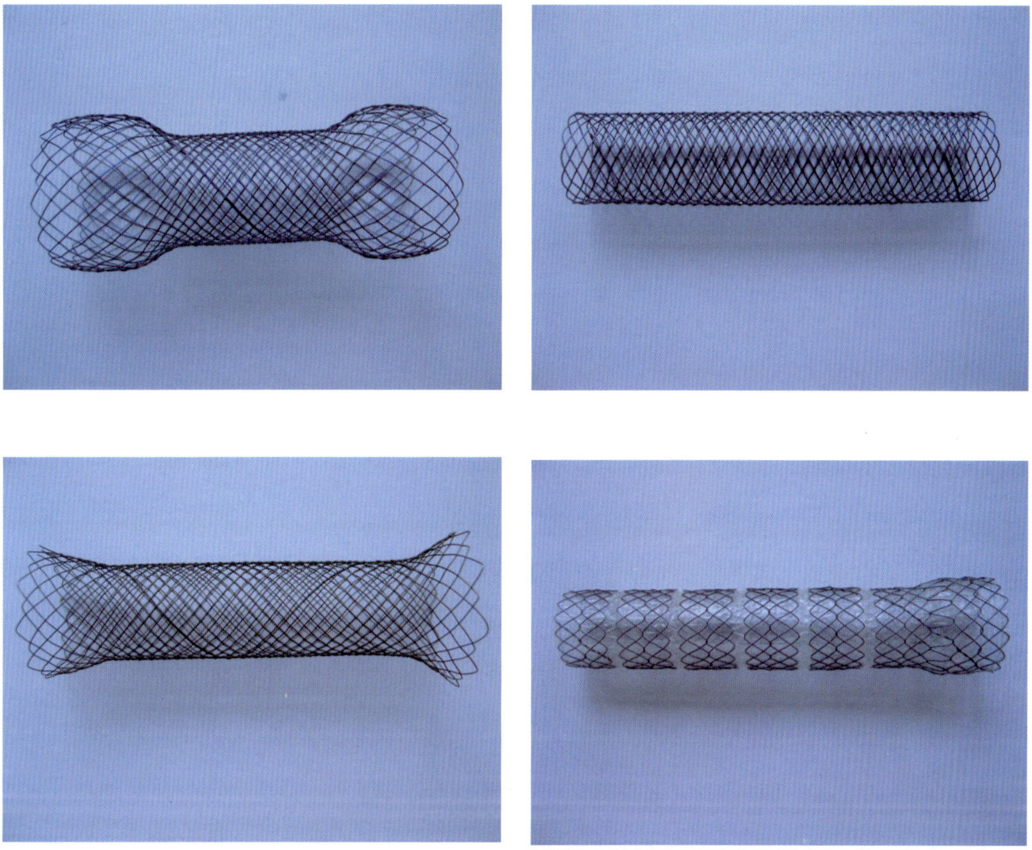

图 5-1-1a　镍钛记忆合金网状编织型支架(Wallstent 支架)

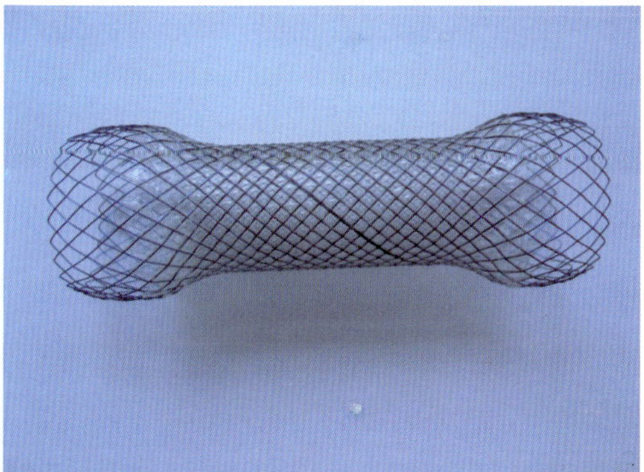

图 5-1-1b　覆膜镍钛记忆合金网状编织型支架(Wallstent 支架)

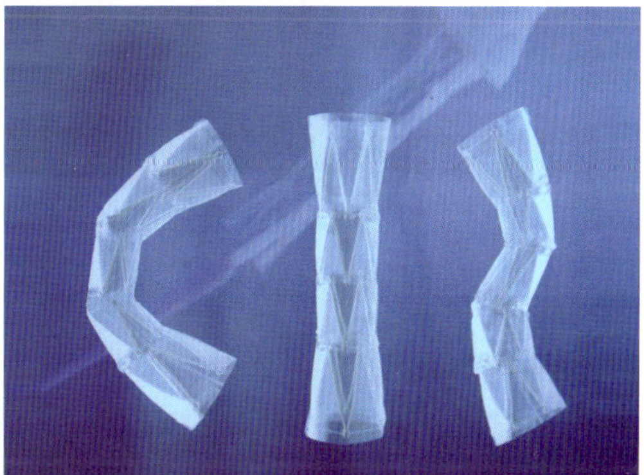

图 5-1-2a　可回收 Z 型金属覆膜食管支架,顺应性强,可弯曲性能好

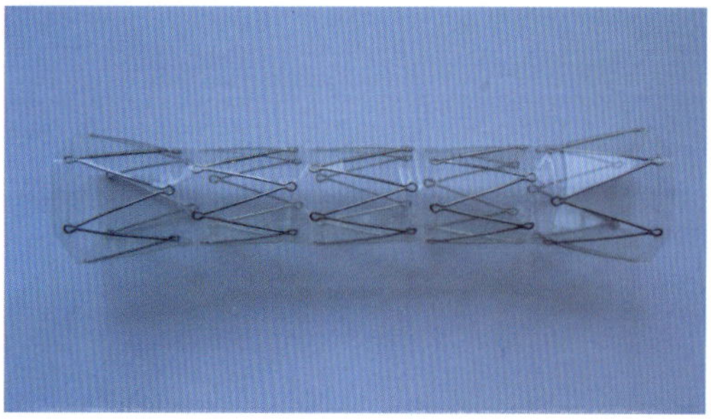

图 5-1-2b CZES-Ⅰ型(基本型)

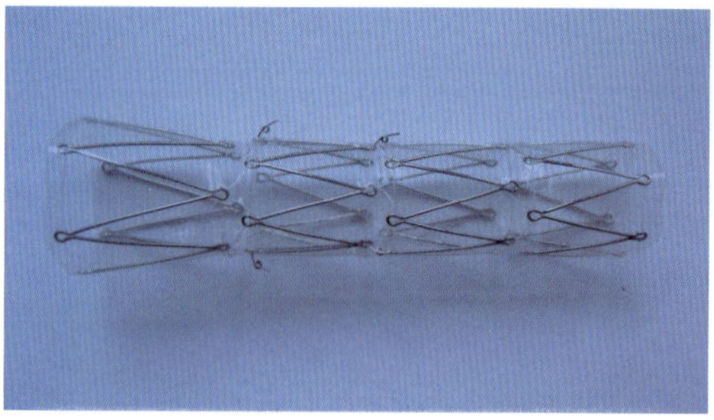

图 5-1-2c 对接支架

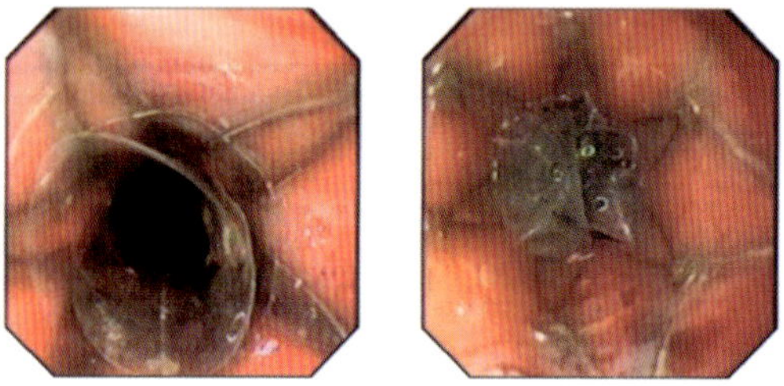

图 5-1-3 防反流支架。进食时防反流装置开放,进食无阻滞;非进食时防反流装置关闭,防止胃内容物反流

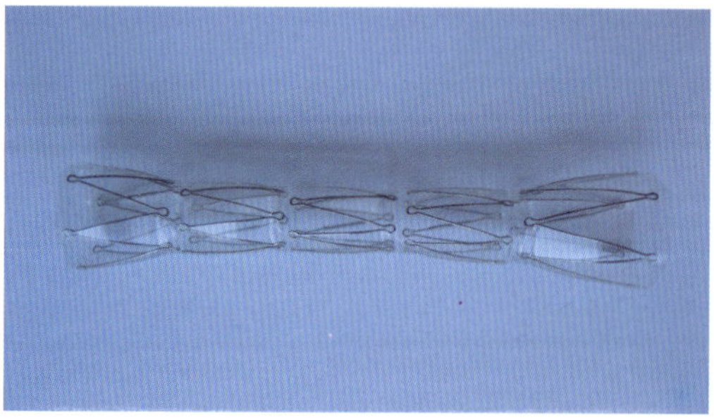

图 5-1-4 儿童用支架

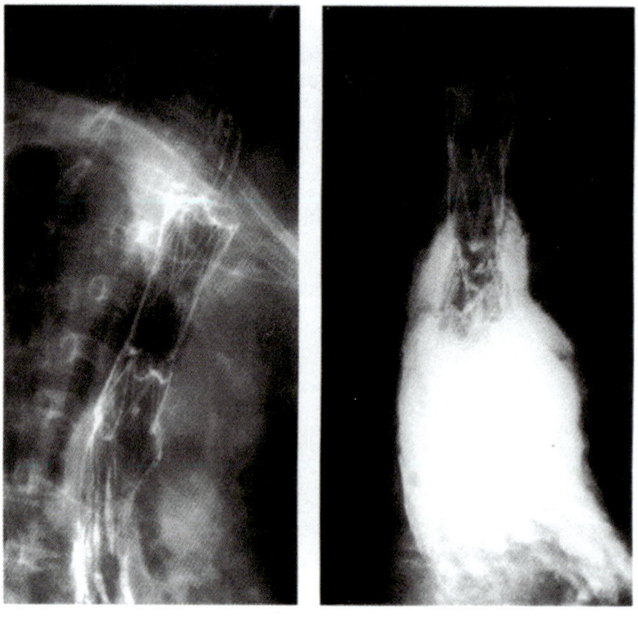

图 5-1-5 食管癌术后吻合口狭窄,放置防反流支架,吞钡时钡剂通过顺利,非进食时胃内容物不能进入食管

临床工作中应该根据病情和治疗目的，选择合适类型的食管支架。支架选择的正确与否，直接关系到治疗结果和预后的好坏。操作者必须对各种不同类型支架的特性和适应证有充分了解，才能避免治疗的失误或失败。

第二节　食管支架的置入方法

一、适应证

早期的支架主要应用于无手术指征的食管恶性狭窄。随着食管支架材料和技术的不断进步，其临床应用指征不断扩大。特别是覆膜支架和可回收支架的出现，逐渐应用于各种食管良性狭窄和瘘口的治疗，取得了很好的治疗效果，解决了许多临床上棘手的难题。临床适应证为：

1. 恶性食管狭窄，包括无法切除的食管癌或贲门癌，食管切除术后吻合口局部复发和食管癌放疗后狭窄，以食管支架置入为首选。

2. 各种原因引起的食管气管瘘、食管纵隔瘘、食管癌术后吻合口瘘和食管破裂，置入覆膜食管支架可迅速封闭瘘口，明显改善症状，75％的患者术后即可恢复经口进食，其他治疗方法均难以替代。

3. 各种原因引起的良性食管狭窄，主要是食管切除术后吻合口瘢痕性狭窄和化学性烧伤后瘢痕性狭窄，先行食管扩张术，再置入可回收覆膜食管支架，利用支架良好的自膨力量持续扩张狭窄的食管。4～6个月后，狭窄的食管稳定于一定口径时，回收置入的食管支架。

4. 贲门失弛缓症。

二、禁忌证

1. 严重心肺功能不全、严重衰竭病人。

2. 无自主吞咽功能，宜易引起误吸造成窒息者。

3. 有严重食管静脉曲张或癌肿侵及大血管，食管扩张术易引起大出血者。

4. 食管肿瘤侵蚀或压迫气管，致气管中、重度狭窄者应慎重放置食管支架，有加重气管狭窄和引起窒息的可能。

三、术前准备和术后注意事项

1. 术前6小时禁食；术前半小时肌注阿托品0.5 mg，松弛食管平滑肌，减少消化液分泌；以1％丁卡因做咽部喷雾麻醉，去除义齿，放置牙托。

2. 术后2小时进食，1周内流质饮食，而后正常饮食。进食完毕后饮水，防止食物于支架内存留。

四、手术方法

食管支架的置入主要有内镜下置入法和放射下置入法，两种方法均能完成各种类型支架的置入，术者可根据技术熟练情况来掌握。

（一）内镜下置入法

1. 观察和测量病变情况　对食管狭窄者需要先行狭窄段食管扩张，方能通过胃镜测量病变长度和位置，并保证支架输送器的顺利插入和退出。一般要求食管扩张至内径达1.1～1.5 cm，同时测量病变上缘距门齿的距离（L_1），病变下缘距门齿的距离（L_2），以此算出病变长度 $L=L_2-L_1$。对食管瘘或食管破裂者，应准确测量瘘口上、下缘距门齿的距离（L_1、L_2），并对食管内径进行初步评测。完成测量后，通过胃镜活检孔插入导引导丝，通过病变段食管送达远端胃内，退出胃镜。

2. 选择合适食管支架　根据已测量的病变长度 L，食管狭窄者上下各加 2.5～3.0 cm，食管瘘者上下各加 5 cm，即为选择的支架长度。食管支架内径的选择应结合病人身高、病变部位和病情，食管狭窄者一般选择内径 1.5～1.8 cm；食管瘘者选择内径略大的支架，封堵瘘口效果较好，一般选择内径 1.7～2.0 cm；儿童患者应选择儿童支架。

3. 放置食管支架　各种不同类型支架输送器的结构不同，对输送器插入食管深度均有其不同的计算公式，要求术者对输送器的原理和结构有充分了解，方能正确放置支架。以山东德尔曼公司生产的 DZAS 型食管支架为例，其输送器表面有刻度，内外套管上有双重支架固定插销（图 5-2-1），并有定位器协助释放支架（图 5-2-2），保证支架释放过程中的准确和稳定。其计算输送器插入深度的方法较为简单，只需确定支架下缘在食管的位置（L_2＋2.5～3.0 cm）即为输送器插入的深度。术中将输送器沿导引导丝插至计算的深度，将定位器卡住输送器，前端顶住牙垫，拔除输送器外管固定销，后退外管，拔出支架内固定销，释放支架，缓慢退出输送器和导丝（图 5-2-3）；再次进镜观察支架定位情况，必要时调整支架位置达满意为止。

4. 调整支架位置　对有可回收装置的食管支架调整较为简单，镜下可通过支架回收钩钩住回收线上调支架，若支架位置偏高可取出支架，重新装配后置入。对无回收装置的支架调整较为困难。

（二）放射下置入法

放射下置入支架要求在电视监视器下进行，其过程与内镜下相似，对置入支架的定位更为准确和方便。先将导引导丝插入食管并通过病变段食管至远端胃内，插入导管推注少量造影剂，确定病变位置并于体表相应位置铅块标记定位，将输送器沿导丝插入食管，因为支架可显影，因此可观察支架释放过程并调整支架位置，定位准确。

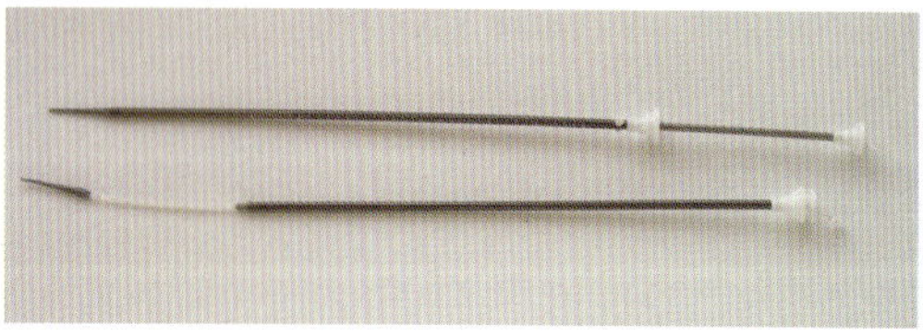

图 5-2-1　食管支架输送器

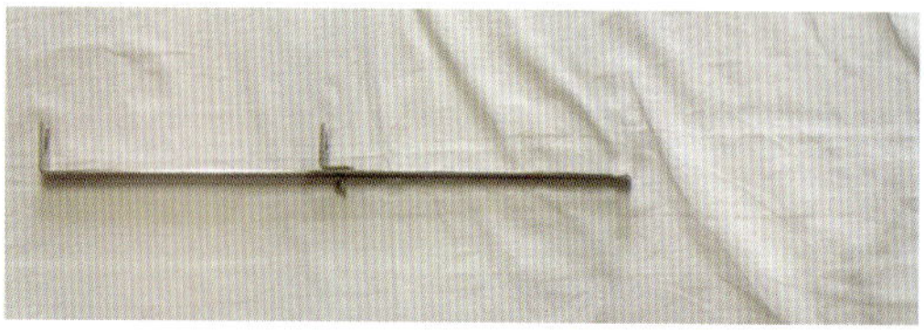

图 5-2-2　定位器

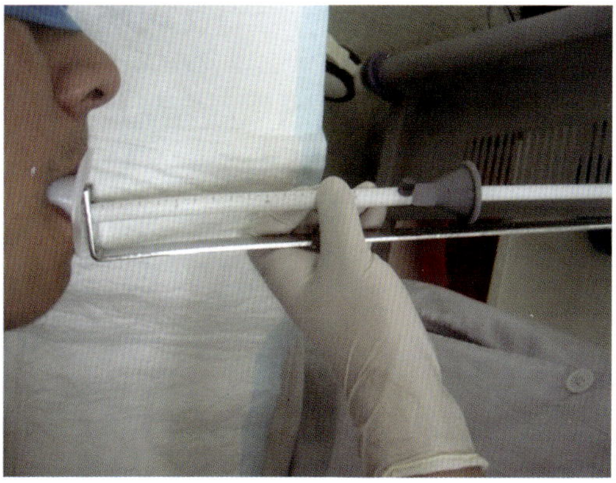

图 5-2-3 放置食管支架

五、并发症

总体来讲，目前食管支架置入术的成功率在 90%以上，手术死亡率不足 3%。但食管支架置入后存在许多近期和远期并发症，有些并发症不仅给病人带来了很大痛苦而且处理十分困难，其中多数与术者缺乏对所选食管支架特性和病情的了解有关。

1. 术中并发症 常见的有食管出血、穿孔和撕裂，多见于晚期食管癌食管狭窄扩张术过程中。术者应注意扩张中食管狭窄的阻力大小，若阻力较大可采用分次扩张的办法，避免使用暴力扩张。内镜下插入导引导丝通过食管狭窄段时，若难以确定导丝是否到达远端胃内，应在放射下确定导丝位置后再置入支架，以避免食管穿孔或输送器插至食管腔外等严重并发症。术中应准备好吸引设备，避免大量胃液反流并误吸入气管造成窒息。

2. 近期并发症 主要有支架移位或脱落、胸腹部疼痛、反流性食管炎或吸入性肺炎等。据文献统计，各型食管支架的移位率为 5%～25%，其中以全覆膜食管支架为多，并与选择支架的长度和内径是否合适有关。近端食管对支架的敏感性较高，当支架上缘接近食管入口时，常造成明显吞咽疼痛等不适症状，应放置内径较小的桶形支架为宜。对反流症状严重的病人，可应用防反流支架，以减轻反流症状。

3. 远期并发症 支架长期置入均能造成程度不同的食管肉芽组织增生，多见于支架的上、下端口，肉芽增生的程度与支架端口对食管黏膜机械刺激大小有关，同时与食管壁受支架的压力大小有关，机械刺激越大和压力越大，肉芽反应增生越明显，严重者可造成管腔再狭窄和堵塞(图 5-2-4)。因此，长期带架病人必须每月复查胃镜或钡剂造影，发现肉芽增生明显者应及时调整支架位置，或通过电灼、冷冻等方法处理增生肉芽组织，必要时应取出支架或更换支架。对置入部分覆膜支架病人，因支架端口裸露金属丝的磨损，极易造成食管穿孔，出现食管气管瘘(图 5-2-5)、食管主动脉瘘或食管纵隔瘘等严重并发症。故长期带架病人应慎用部分覆膜支架。

总之，严格掌握支架应用适应证，正确选择合适类型、长度和内径的支架，并熟练掌握操作技术是减少并发症的关键。

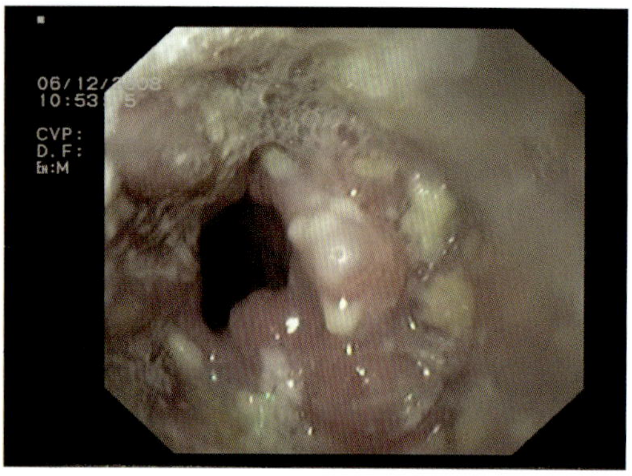

图 5-2-4 支架下缘肉芽组织，并经病理证实

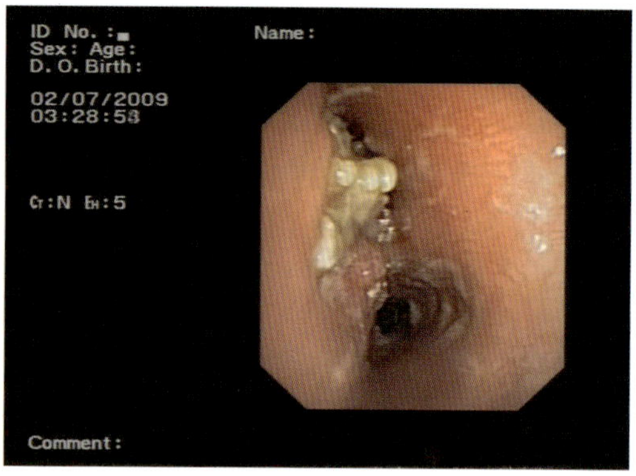

图 5-2-5 食管化学性灼伤，长期放置食管支架，造成食管气管瘘，气管内肉芽增生明显，左主支气管部分阻塞

第三节 食管支架在食管疾病中的应用

一、食管支架在食管恶性狭窄中的应用

食管支架在食管恶性狭窄中的应用可分为两种目的：一是晚期食管肿瘤造成食管梗阻，置入支架以解除食管梗阻，让病人能够恢复正常进食；另一种目的是放疗前食管梗阻症状较重的病人，预先置入食管支架以避免放疗过程中出现食管完全梗阻，保证放疗的顺利进行。两种不同治疗目的对支架的要求和选择应不同。

1. 晚期食管肿瘤　置入的支架一般无须取出，可选择多种类型支架，以记忆合金支架为主。但对于主动脉弓处和食管下段及贲门部晚期肿瘤病人，应选择软连接型支架，因为其变形能力好、顺应性强，可避免损伤主动脉和减轻食管刺激症状（图 5-3-1，图 5-3-2）。吻合口复发的晚期病人可置入防反流支架，减轻反流症状。

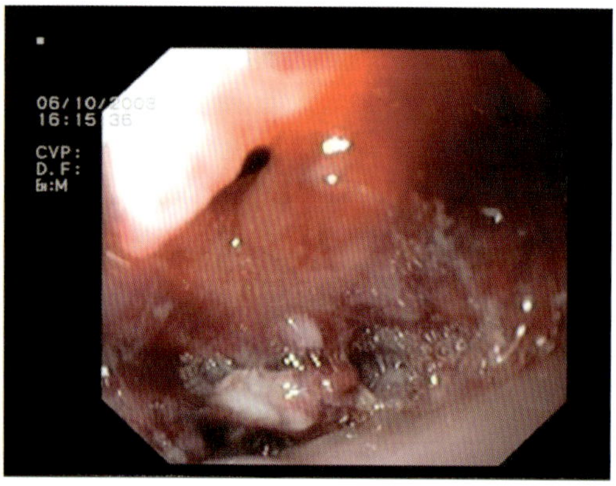

图 5-3-1 吻合口肿瘤复发合并食管气管瘘，食管管腔阻塞

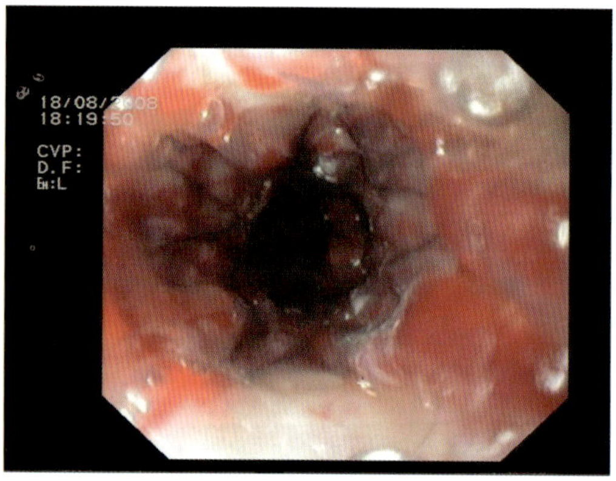

图 5-3-2 放置食管支架，瘘口封堵，管腔通畅

2.放疗前预置入　此种情况下有些放疗效果良好的病人，放疗后需将支架取出，因此应选择可回收支架。以金属覆膜支架为优，因为检测表明，该型支架对放射线的影响较小。

二、食管支架在食管良性狭窄中的应用

食管良性狭窄常见于下例疾病：食管切除术后吻合口瘢痕性狭窄（图 5-3-3～7），食管腐蚀性狭窄（图 5-3-8～11），反流性食管炎造成的瘢痕性食管狭窄和食管医源性损伤或外伤性狭窄。

支架在此类疾病中的应用，主要是通过食管扩张后置入支架的持续扩张作用，使病变段食管稳定于一定口径后，取出支架，达到治疗目的。因此，要求必须使用可回收全覆膜支架。不能使用无回收功能支架或部分覆膜支架，否则可出现再狭窄和食管壁损伤、穿孔等诸多并发症。此类教训至今临床仍时有发生。

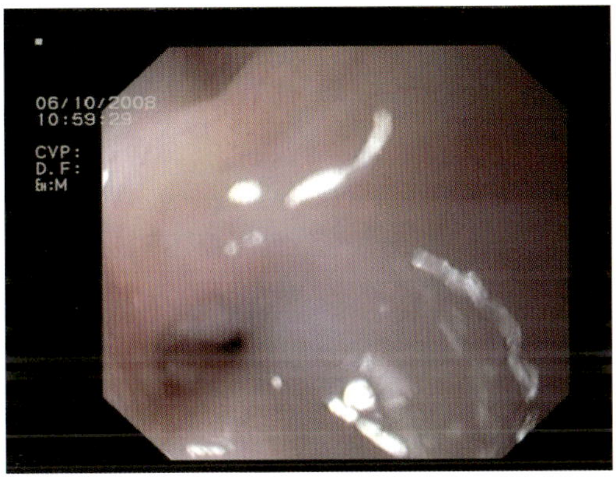

图 5-3-3　胃镜下可见吻合口明显狭窄，直径小于 0.8 cm

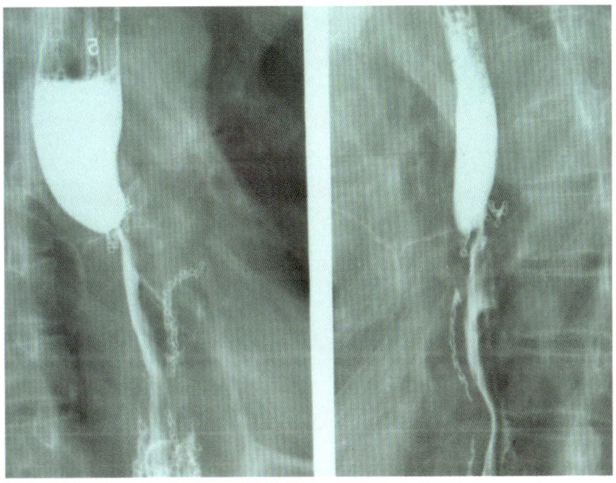

图 5-3-4　上消化道钡餐示吻合口狭窄，钡剂通过缓慢

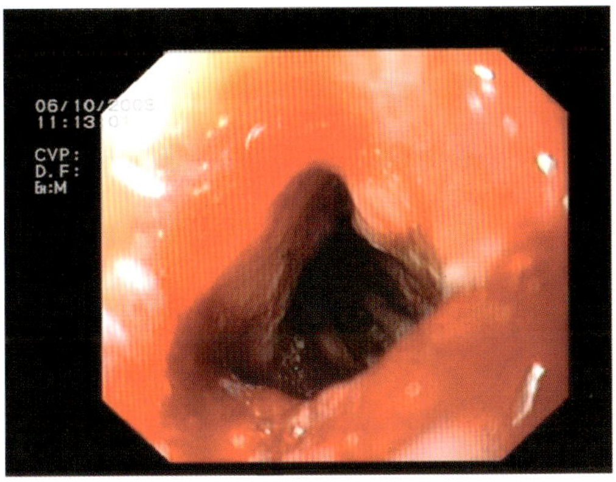

图 5-3-5　先行食管扩张，扩张直径为 1.3 cm

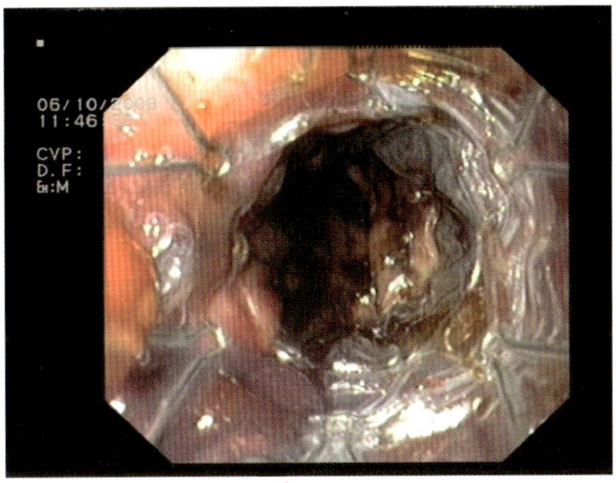

图 5-3-6　放置食管支架

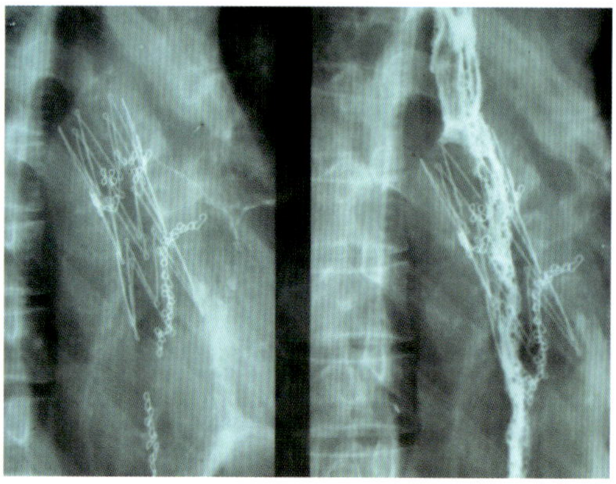

图 5-3-7　胸部 X 线片显示支架位置

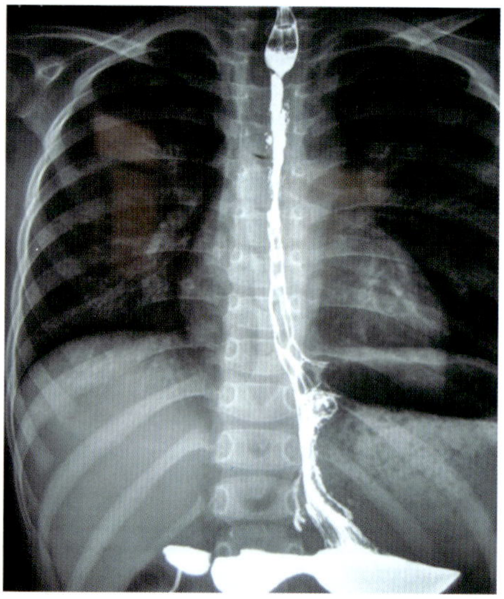

图 5-3-8　颈段食管烧伤半年后瘢痕狭窄，曾先后行扩张治疗 7 次

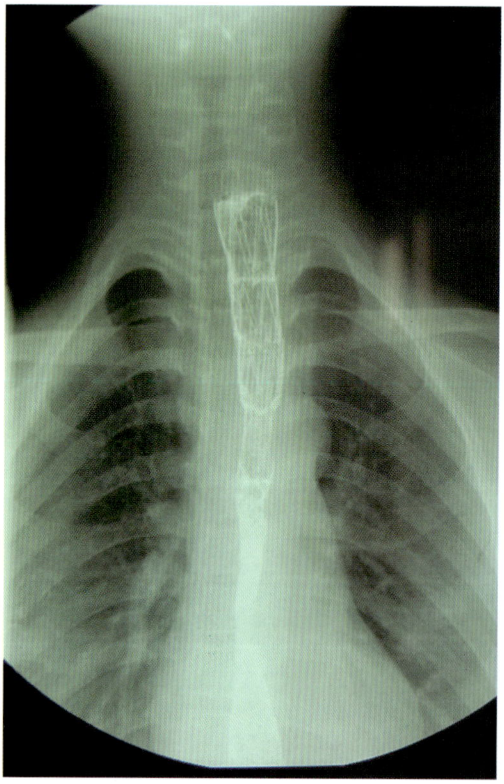

图 5-3-9　置入食管支架

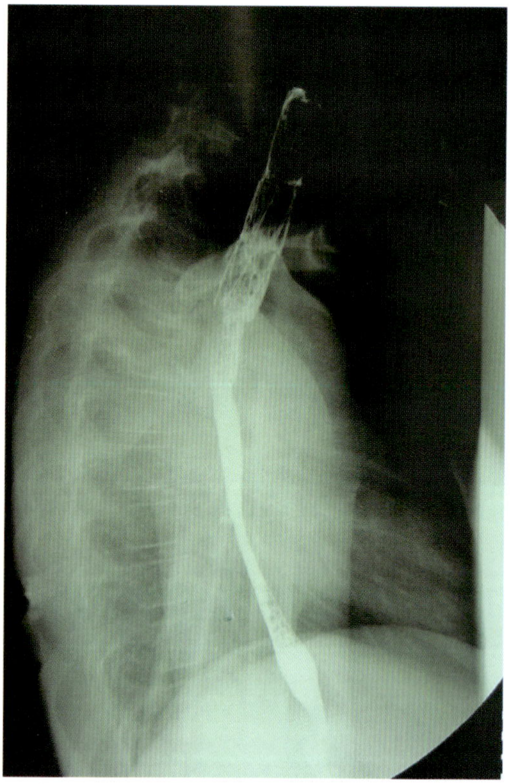

图 5-3-10　上消化道造影示管腔通畅

支架的置入时间根据狭窄的病因、程度和范围来决定，一般为3～6个月，时间过长，支架端口肉芽组织增生常难以控制。但对于腐蚀性食管狭窄病人，支架置入时间常需要6个月以上，个别需要1～2年。治疗中需要经常调整和更换支架，特别是对狭窄段较长和较重的病人，应先置入内径较小的桶形支架，3个月后逐步更换内径较大的桶形支架，并注意控制和处理增生的肉芽组织。我们治愈的腐蚀性食管狭窄病人最长带架时间达28个月。对合并喉、咽或全食管腐蚀狭窄的病人，应选择手术治疗。

三、食管支架在食管瘘口和食管破裂中的应用

食管瘘口包括：食管气管瘘(图5-3-12～15)，食管吻合口瘘和食管纵隔瘘。食管破裂包括：自发性食管破裂(图5-3-16～19)，外伤性或医源性食管损伤外漏(图5-3-20～22)。

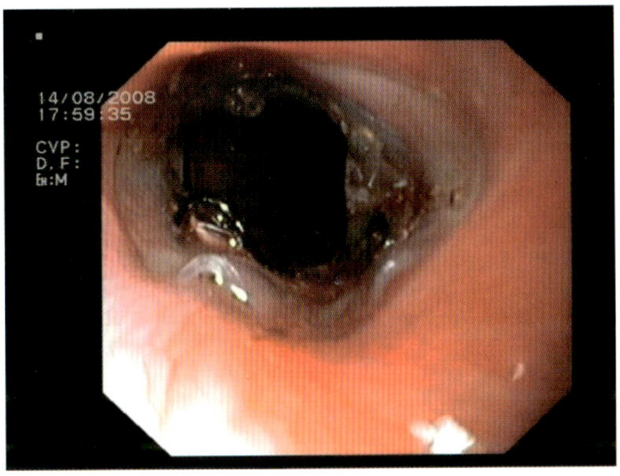

图5-3-11　胃镜下放置的食管支架

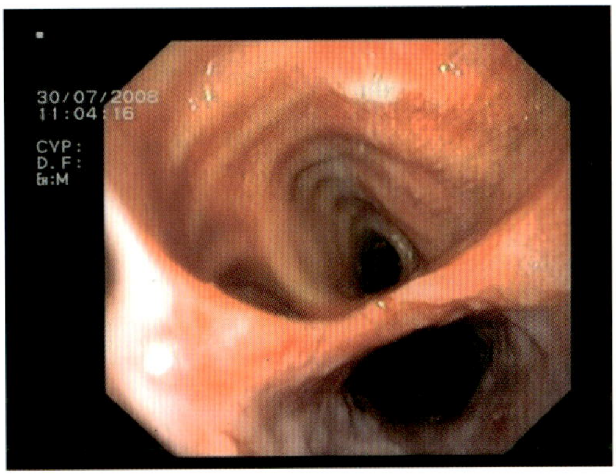

图5-3-12　食管气管巨大瘘口，经瘘口可见气管隆突

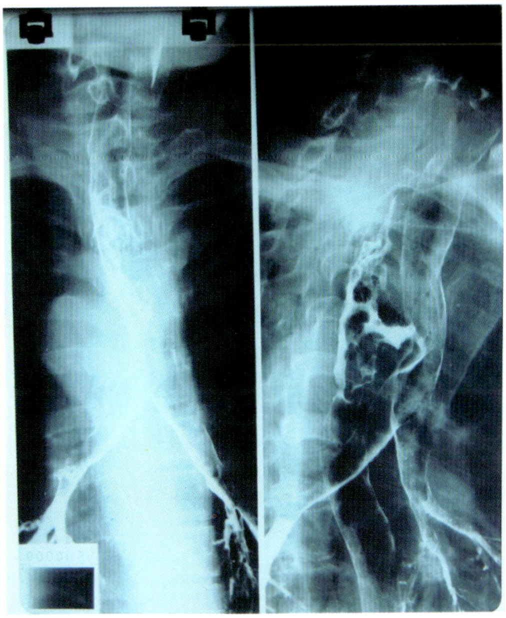

图5-3-13　食管造影显示食管气管瘘

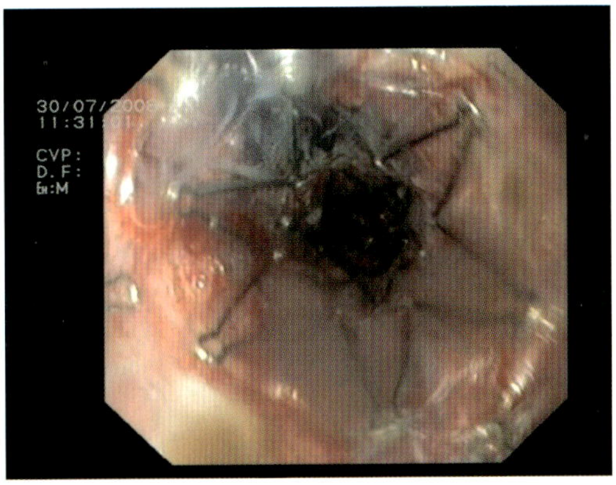

图5-3-14　放置食管支架封堵瘘口

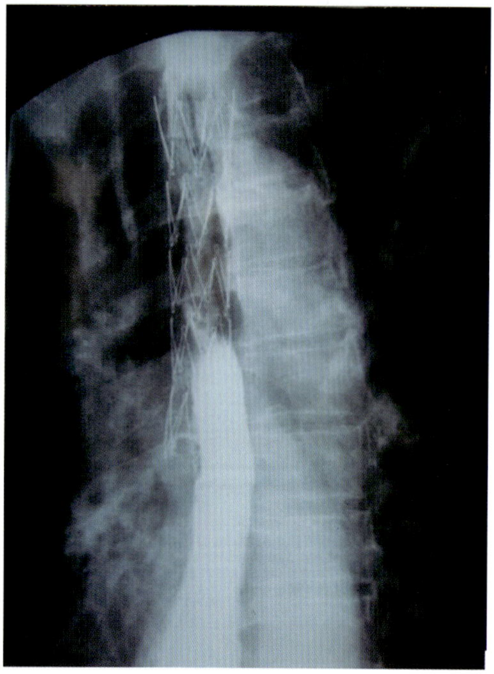

图 5-3-15　上消化道造影见支架封堵效果好，无造影剂外漏

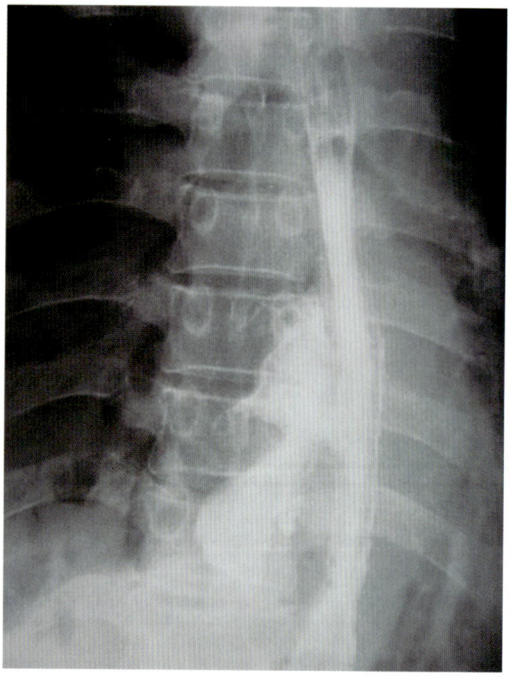

图 5-3-16　上消化道造影可见造影剂自食管漏入右侧胸腔

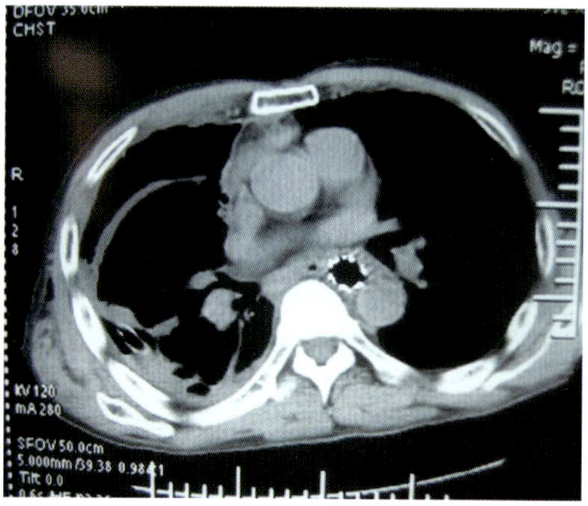

图 5-3-17　胸部 CT 可见食管内支架，右侧脓胸

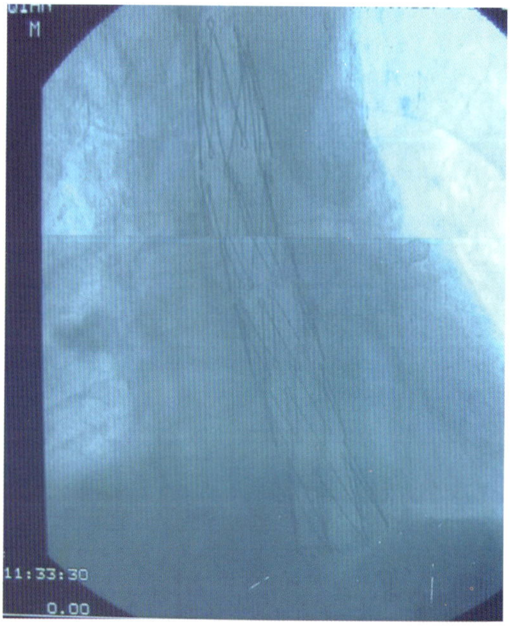

图 5-3-18　置入长 15 cm、内径 1.7 cm CZES-Ⅱ型食管支架

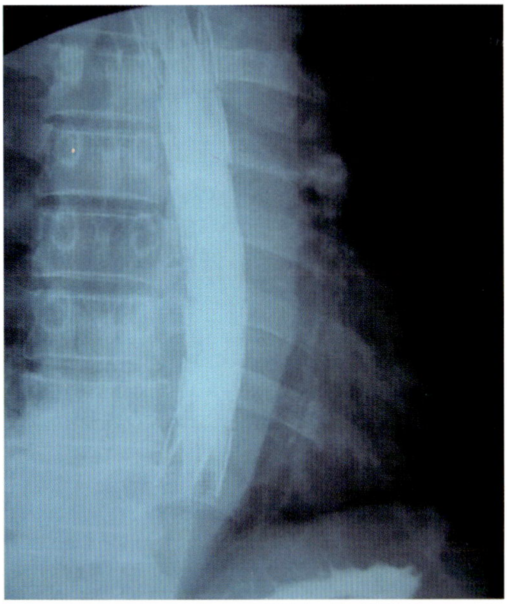

图 5-3-19　放置食管支架后再次上消化道造影检查，未见有造影剂外漏

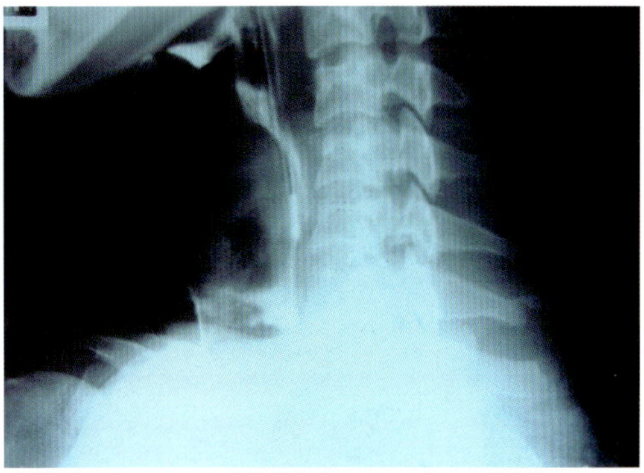

图 5-3-20　造影显示颈段食管下端长 2 cm破口，形成食管皮肤瘘

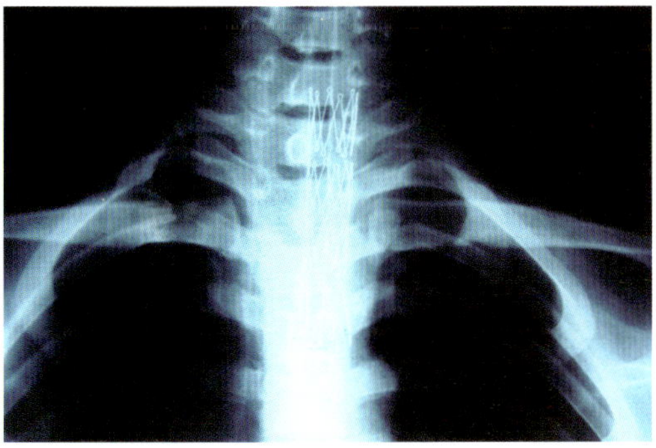

图 5-3-21　置入Ⅱ型支架，长度 8 cm，内径 1.6 cm(支架上口呈筒状)

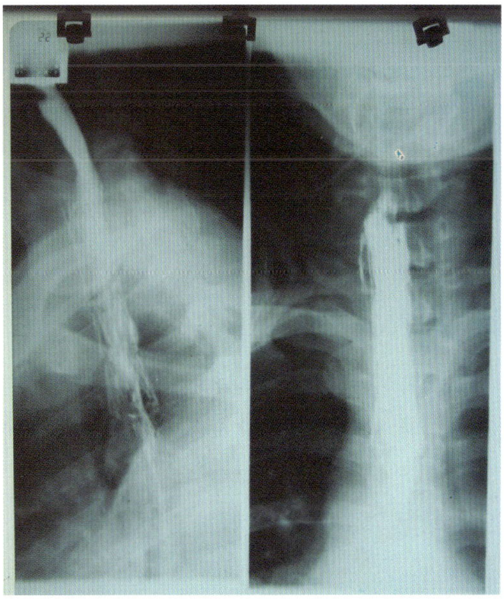

图 5-3-22　口服造影剂示支架堵瘘效果显著，造影剂无外漏

食管支架在封堵食管瘘口治疗中有创伤小、效果迅速和安全简便的优点，特别是对于身体条件差、病程长的病人更显优势，是其他治疗手段难以替代的有效治疗方法。

对支架的要求是：支架与食管壁的贴附性良好，全覆膜和可回收。首选金属覆膜可回收支架。支架的长度应超出瘘口或破裂口上、下缘各 5 cm；食管破口接近贲门时，支架下缘应低于贲门下 2～3 cm，支架的内径略大于食管内径。支架置入后瘘口封堵不满意时，应调整或更换支架型号；多次调整仍不能达到完全堵瘘者，可同时放置鼻肠营养管于十二指肠或空肠内行肠内营养。

支架的置入时间根据病情和瘘口的大小，一般应置入 3～4 个月后回收支架，食管破裂口较大病人可延长至 6 个月。食管肿瘤放疗后出现食管气管瘘病人，其瘘口愈合十分困难，常需要长期带架。因此，对于有手术指征病人，应首选手术治疗。

第四节　食管支架的调整和回收

放置食管支架后，部分病人因为呕吐、食管蠕动和进食的影响而出现支架移位或脱落，此时应做相应调整。当支架向上移位时，应将支架取出重新放置；向下移位或脱落时应将支架上提至相应位置。上提时，经胃镜活检孔插入回收钩，勾取支架的回收线，此时支架上口聚拢（图 5-4-1），缓慢上提。若支架脱落，一般脱落于胃（图 5-4-2）、十二指肠内（图 5-4-3），此时应判断支架上、下口，再用回收钩提至相应位置（图 5-4-4）；若支架脱落于十二指肠以远，此时可不予处理，病人一般 2 周内即可排出。回收食管支架过程同上（图 5-4-5～7）。

近年来，具有放化疗功能的食管支架正在探讨和研究中。与国外同类产品比较，国产食管支架的优势是价格便宜、操作简便易学、安全可靠，因此受到广大医生和病人的信任和欢迎。相信随着食管支架结构、材料和工艺水平的进一步完善和提高，将会有更多的病人从中受益，食管支架的应用前景是十分广阔的。

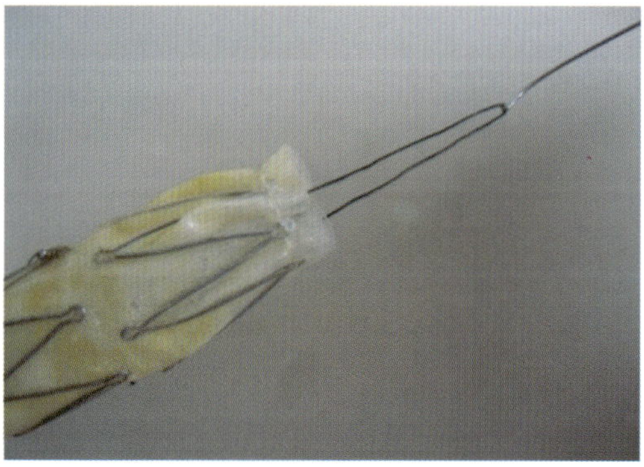

图 5-4-1　回收钩勾取支架回收线，上口聚拢

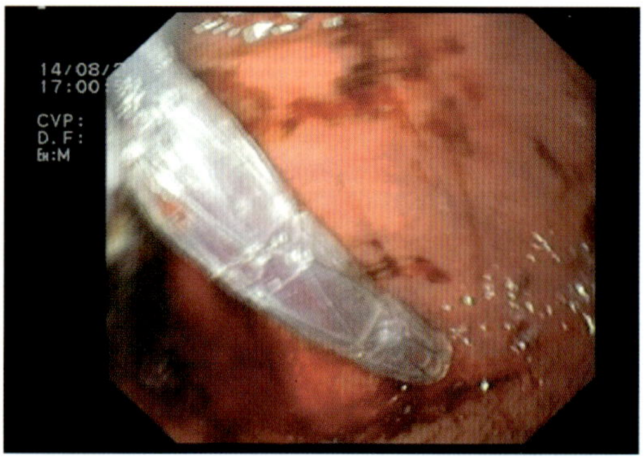

图 5-4-2　食管支架脱至胃内，支架上口朝下

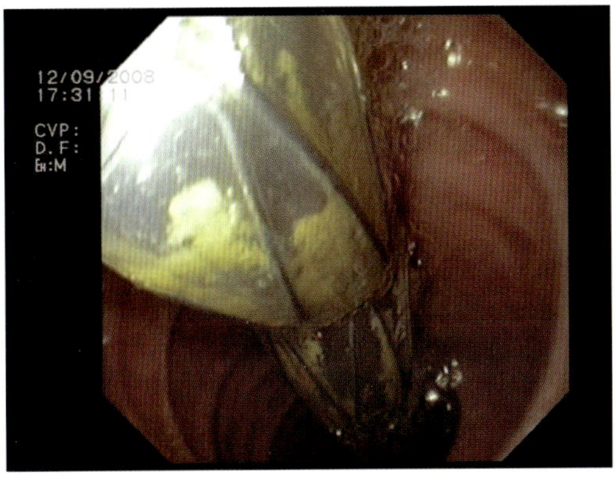

图 5-4-3　食管支架脱至十二指肠内，支架上口朝下

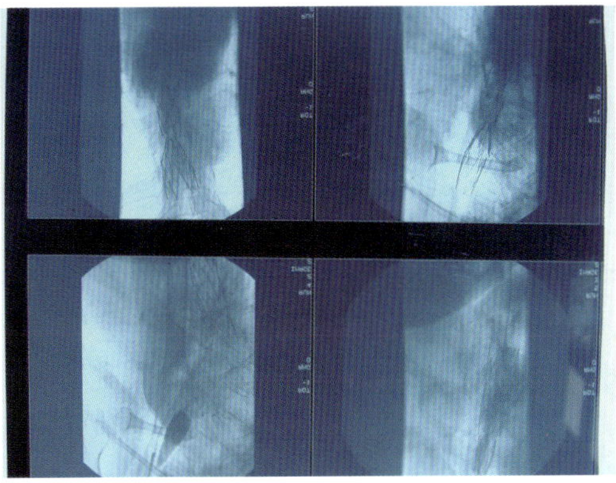

图 5-4-4　将脱落至胸胃内支架上提于胸上段食管狭窄处

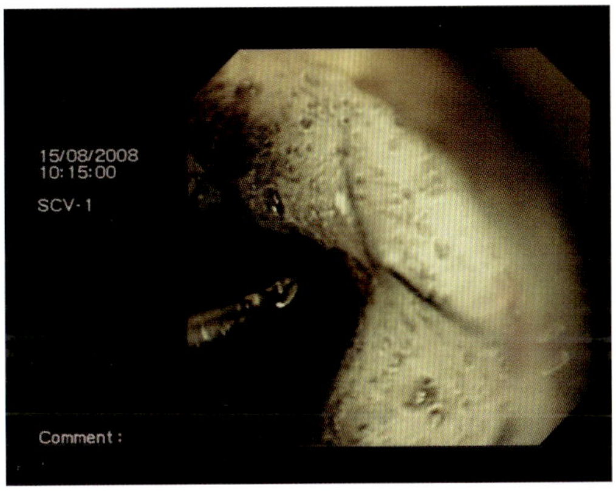

图 5-4-5　内镜下回收食管支架

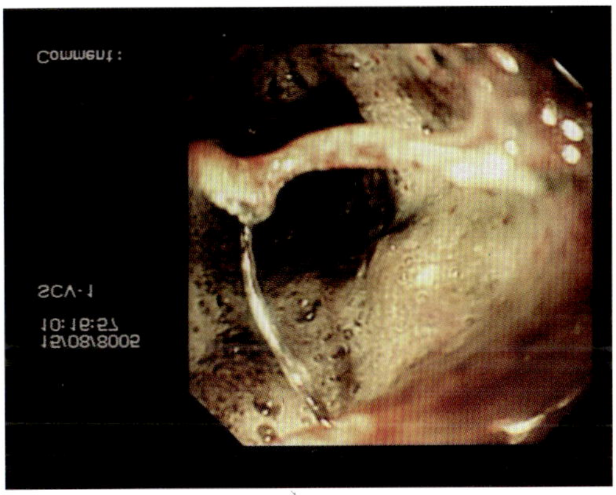

图 5-4-6　回收钩已经钩取回收线

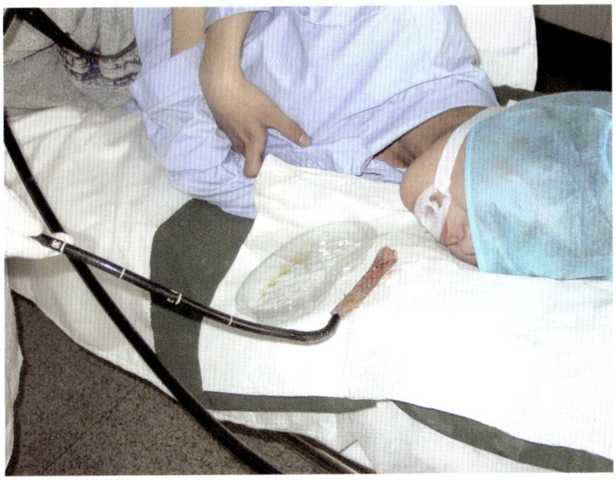

图 5-4-7　取出食管支架

参考文献

傅剑华，戎铁华，黄植藩等. 2001. 非自扩支架与自扩金属支架治疗难治性食管良性狭窄的对照研究[J]. 中华胃肠外科杂志，4(4)：228～230

仇学明，颜萍，曾晓丽等. 2001. 支架治疗巨大食管—气管壁缺损一例[J]. 中华老年医学杂志，20(6)：446

王志强，王向东，孙刚等. 2005. 全覆膜可取出金属支架治疗难治性食管良性狭窄[J]. 中华消化内镜杂志，22(6)：376～379

赵凤瑞，马振东，杨金龙等. 2008. 应用 Sigma 覆膜支架治疗食管气管瘘 22 例临床分析[J]. 中华全科医师杂志，7(9)：619～621

Adler DG，Pleskow DK. 2005. Closure of a benign tracheoesophageal fistula by using a coated，self-expanding plastic stent in a patient with a history of esophageal atresia [J]. Gastrointestinal Endoscopy，61(6)：765～768

Dua KS，Vleggaar FP，Santharam R，et al. 2008. Removable self-expanding plastic esophageal stent as a continuous，non-permanent dilator in treating refractory benign esophageal strictures：a prospective two-center study[J]. The American Journal of Gastroenterology，103(12)：2 988～2 994

Homann N，Noftz MR，Klingenberg-Noftz RD，et al. 2008. Delayed complications after placement of self-expanding stents in malignant esophageal obstruction：treatment strategies and survival rate[J]. Digestive Diseases and Sciences，53(2)：334～340

Ikeda Y，Morita N，Kurihara H，et al. 2006. A primary aortoesophageal fistula due to esophageal carcinoma successfully treated with endoluminal aortic stent grafting[J]. The Journal of Thoracic and Cardiovascular Surgery，31(2)：486～487

Jung GS，Park SD，Cho YD. 2008. Stent-induced esophageal perforation：treatment by means of placing a second stent after removal of the original stent[J]. Cardiovascular and Interventional Radiology，31(3)：663～668

Kim AW，Liptay MJ，Snow N，et al. 2008. Utility of silicone esophageal bypass stents in the management of delayed complex esophageal disruptions[J]. The Annals of Thoracic Surgery，85(6)：1 962～1 967

Kim JH，Song HY，Choi EK，et al. 2009. Temporary metallic stent placement in the treatment of refractory benign esophageal strictures：results and factors associated with outcome in 55 patients[J]. European radiology，19(2)：384～390

Massimo Conio，Sabrina Blanchi，Rosangela Filiberti. 2008. Self-Expanding Stents in Benign Esophageal Strictures[J]. Techniques in Gastrointestinal Endoscopy，10(4)：164～174.

Massimo Conti，Pasquale Ferraro，Jocelyne Martin，et al. 2007. Esophageal stent migration into the trachea[J]. The Journal of Thoracic and Cardiovascular Surgery，34(6)：

1 084

Mougey A, Adler DG. 2008. Esophageal stenting for the palliation of malignant dysphagia[J]. Journal of supportive oncology, 6(6): 267～273

Pennathur A, Chang AC, McGrath KM, et al. 2008. Polyflex expandable stents in the treatment of esophageal disease: initial experience[J]. The Annals of Thoracic Surgery, 85(6): 1 968～1 972

Ragunath K. 2008. Refractory benign esophageal strictures: extending the role of expandable stents[J]. The American Journal of Gastroenterology, 103(12): 2 995～2 996

Russell HM, de Hoyos AL, Blum MG. 2007. Successful management of recurrent Actinomyces esophagobronc hial fistula with self-expanding covered esophageal stent[J]. The Journal of Thoracic and Cardiovascular Surgery, 34(6): 1 086

Saito Y, Tanaka T, Andoh A, et al. 2008. Novel biodegradable stents for benign esophageal strictures following endoscopic submucosal dissection[J]. Digestive Diseases and Sciences, 53(2): 330～333

Somani SK. 2008. Aluminium phosphide-induced esophageal stricture palliation with polyflex stent[J]. Dysphagia, 23(4): 411～412

Watanabe T, Okuyama H, Kubota A, et al. 2008. A case of tracheal agenesis surviving without mechanical ventilation after external esophageal stenting. Journal of Pediatric Surgery, 43(10): 1 906～1 908

Wong RF, Adler DG, Hilden K, et al. 2008. Retrievable esophageal stents for benign indications[J]. Digestive Diseases and Sciences, 53(2): 322～329

Yakoub D, Fahmy R, Athanasiou T, et al. 2008. Evidence-based choice of esophageal stent for the palliative management of malignant dysphagia[J]. World Journal of Surgery, 32(9): 1 996～2 009

Yano F, El-Sherif A, Filipi CJ, et al. 2008. Use of temporary esophageal stent in management of perforations after benign esophageal surgery[J]. Surgical laparoscopy, endoscopy & percutaneous techniques, 18(3): 283～285

Yasuo M, Furuya S, Kanda S, et al. 2007. Successful endoscopic dilatation to alleviate airway suffocation in a case with esophageal cancer after stent implantation[J]. Internal medicine, 46(20): 1 745～1 748

Zehetner J, Shamiyeh A, Wayand W, et al. 2008. Results of a new method to stop acute bleeding from esophageal varices: implantation of a self-expanding stent[J]. Surgical endoscopy, 22(10): 2 149～2 152

第六章　气管支架

气管支架是治疗气管狭窄的重要和有效手段之一，特别是对于重度气管狭窄而又无手术指征的病人，置入气管支架可迅速解除气管梗阻、挽救病人生命。气管支架技术较复杂，置入过程风险较大，目前国内开展得还不普遍。

气管狭窄多见于气管肿瘤或气管周围组织和器官恶性肿瘤的侵蚀或压迫，成人气管肿瘤 90%以上为恶性肿瘤，病情进展快，就诊时常表现为严重呼吸困难，极易出现分泌物阻塞气管而窒息，是临床上一种急危重症，处理较为棘手。少数患者可行气管袖状切除术、端一端吻合治疗，但由于受切除长度的限制，多数因肿瘤侵蚀范围大或气管周围晚期肿瘤的侵蚀压迫而无手术指征。化疗和放疗难以短时间内解决气管狭窄，因此放置气管支架是有效和迅速解除气管狭窄的方法。

气管支架的临床应用已有 50 多年的历史，随着材料学和工艺学的提高，直到 20 世纪 80 年代中晚期才有较快的发展。1952 年，Hankins 首次在一例气管狭窄患者病变部位放置一个管形支架获得成功；1965 年，Montgomey 设计出硅酮橡胶 T 形管支架，用于治疗声门下气道狭窄，并一度作为气管损伤、气管狭窄的辅助手段；1990 年，Dumon 报道直行硅酮气管支架表面设计有规则的凹陷螺纹，增加摩擦系数，防止支架移动脱落。目前，临床已有不同规格的 20 多种支架可供选择。

第一节　气管支架的种类

一、气管支架的种类

1. 金属支架　主要有记忆合金支架和金属覆膜支架。该种支架材料强度高、耐腐蚀、无毒性，组织相容性好，且有形状记忆效应。例如，Gianturco 支架、Spiral zigzag 支架等。优点是：①容易置入；②无需全身麻醉，局麻下便可置入；③管腔内径较大，对气流影响小；④支架可随气管扩张，发生移位几率较低；⑤有多种形状支架可供选择，如桶形支架、“L”形支架、隆突分叉支架等。缺点是：①支架对气管壁刺激较大，易造成肉芽增生和黏膜损伤，支架端口可磨损气管壁，造成穿孔或出血等严重并发症；②支架断裂或覆膜破损，肉芽组织可长入管腔引起气道阻塞；③无覆膜支架，肿瘤或肉芽组织可穿过网孔生长入管腔，致使支架无法取出，并发生再狭窄。目前金属支架上覆上硅胶膜制成带膜支架，已广泛应用于临床，能够有效防止肿瘤或肉芽生长入管腔，但易引起分泌物滞留和支架移位。

2. 非金属支架 目前以硅管支架为主，具有很好的组织相容性，材质软，可制成多种形状，如 Dumon 支架。Dumon 支架的优点：①病变痊愈后容易取出；②可视状态下插入，可以治疗外在的压迫和食管支气管瘘；③可以制成多种形状及不同直径。缺点是：①需要在全身麻醉和支气管镜下置入；②移位发生率高；③管腔内径较小，易发生分泌物和痰液堵塞管腔，造成窒息。

二、气管支架的比较

目前临床使用的气管支架以金属支架为主，非金属支架由于结构上的缺陷和置入较困难，临床已较少应用。金属支架中以镍钛记忆合金支架应用最为普遍，该支架结构简单，易于置入，支架稳定性良好，且较为经济。但是该支架存在以下几方面缺陷：①支架多为不完全覆膜支架，两端有金属丝裸露（图 6-1-1）。该结构有助于稳定支架位置防止移位，但同时对气管壁的刺激较大，不仅易产生肉芽增生，造成管腔再狭窄，而且会磨损气管壁，造成气管穿孔或气管食管瘘。②支架回收困难。置入支架 2 周以上，由于肉芽组织长入支架两端网眼内，使得支架难以取出，即使勉强取出，黏膜也几近破坏殆尽，易造成出血和穿孔。

CZES 型可回收金属覆膜支架如图 6-1-2 所示，该支架结构上有以下特点：①支架内外通体覆膜，整体硅胶制成，内含“Z”形不锈钢丝骨架，自膨力较强；②支架为节段性软连接结构，变形性和适应性均较好，对气管的刺激性较小；③支架近端有回收环，牵拉回收环后支架上端可收缩呈锥状，便于支架回收而不损伤气管，长期置入仍能回收。缺点：支架的移位率高于记忆合金支架；长期置入支架端口可出现肉芽组织增生，但较少出现气管壁损伤或穿孔。

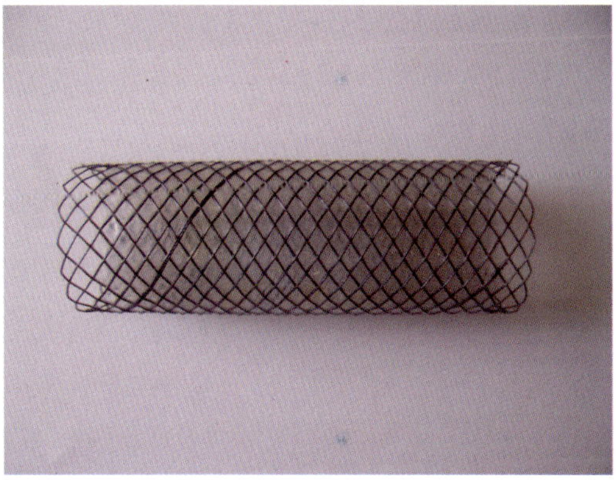

图 6-1-1 覆膜记忆合金支架，不完全覆膜，支架两端金属丝裸露

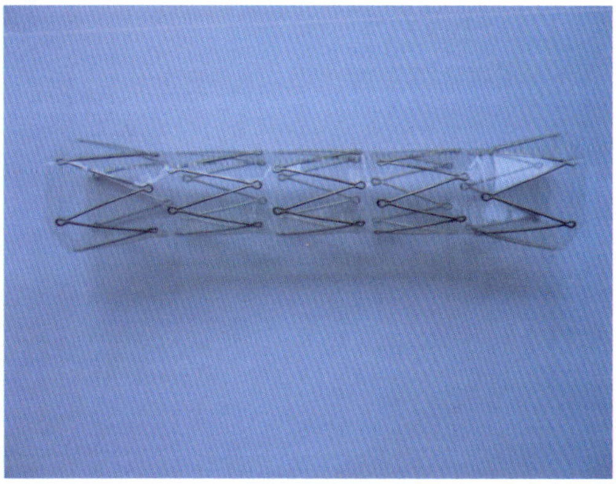

图 6-1-2 CZES 型可回收 Sigma 覆膜支架

第二节　气管支架的应用

一、适应证

气管支架主要适合于气管和主支气管中、重度狭窄的病人，特别是无手术指征或危急情况下解除气管梗阻。对外伤性气管破损或气管瘘口也有良好的封堵效果。临床适应证为：

1. 气管恶性肿瘤或气管周围恶性肿瘤压迫气管引起的气管、主支气管狭窄。

2. 外伤性气管破损或气管壁塌陷，可应用可回收气管支架进行封堵和治疗。

3. 气管各种瘘口，包括气管纵隔瘘、气管食管瘘、气管胸胃瘘和气管胸腔瘘等，在无其他有效治疗手段情况下可选择合适气管支架进行封堵治疗。

4. 不能或不愿手术治疗的良性气管狭窄。

5. 气管或支气管软化症。

6. 气管肿瘤放疗前的预先置入。

在气管狭窄的治疗中，应对各种支架的结构特点和优缺点有充分了解，根据病情正确选择合适的气管支架，是保证治疗成功、避免并发症和医疗纠纷的关键。我们认为，除了无手术指征的恶性气管肿瘤可选择多种支架外，良性病变或临时性应用气管支架的病人，均应选择可回收全覆膜气管支架。因为，无论何种支架，长期带架都迟早会出现再狭窄等并发症，而可回收支架可有效避免这种麻烦问题。

二、术前准备

1. 对气管狭窄程度、范围和部位作出准确评估　胸部正侧位 X 线片可全面了解气管、支气管、肺和胸腔情况，并可了解气管狭窄的范围和部位；胸部 CT 薄层扫描和气管三维重建，可准确反映气管狭窄的程度和范围，以及气管或气管周围肿瘤的病变范围和性质，对治疗手段的选择有极大的意义；纤维支气管镜检查不仅能明确气管病变范围和狭窄程度，而且有助于明确病变的性质。因此，应根据病情和病人呼吸困难程度，选择相应的检查方法。病情危重情况下，应将检查和治疗同时进行，如纤支镜检查的同时做好置入支架的准备，以避免检查时出现窒息等意外情况。

2. 术前常规性检查　包括血常规，肝功能，PT、APTT 等凝血功能检查。准备必要的抢救器械，如吸引器和吸痰管，并做好气管插管的准备。术前半小时肌注阿托品 0.5 mg，减少呼吸道分泌；以 1%丁卡因做咽部喷雾麻醉，去除义齿。

3. 术前应禁饮食 3 小时以上，紧急情况下应先插胃管抽出胃内容物。术后禁食 2 小时。支架置入后咳嗽症状明显者，应适当应用镇咳药物，防止剧烈咳嗽咳出支架。

三、手术方法

气管支架的置入方法主要有内镜下置入和放射下置入，两种方法各有利弊：放射下置入支架定位方便和准确，但不利于气管病变远端分泌物的吸出，置入支架后有时可因为大量分泌物的排出而造成窒息；内镜下置入支架可通过纤维支气管镜先吸出远端分泌物再置入支架，安全性较高，但支架的定位需要通过准确计算来完成，置入支架后常需要进行调整才能满意定位。实际工作中还是根据工作条件和技术熟练程度来选择。

选择合适型号的支架是手术成功的保证。首先应根据病人年龄、身高和体重，以及气管内径、病变范围和狭窄程度确定支架的型号。对狭窄病变，支架应长于病变长度 4～6 cm，内径与正常气管内径相适应；堵瘘支架上、下缘应距瘘口不少于 3 cm，内径应略大于正常气管内径；气管病变位置距隆突小于 2 cm 时，应选择气管分叉支架；选择支气管支架时，应注意保证上叶支气管开口的通畅。

(一)内镜下气管支架置入术

1. 病人取仰卧位，放置口垫，纤维支气管镜经口进入，因声门喉头较为敏感，镜头通过时应准确迅速，进入气管后可经活检孔注入 2%利多卡因 5～10ml，以降低气管的敏感性。

2. 明确气管狭窄的位置、程度和长度，特别注意病变上、下缘距离声门和隆突的距离，注意观察远端气管和支气管的通畅性，有大量分泌物时应先吸净。经内镜活检孔放入引导导丝于远端支气管内。因纤维支气管镜没有刻度标记，应自行标记病变上、下缘及隆突和声门距门齿的距离，撤出纤支镜后再测量相应长度。

3. 计算确定放置支架的深度后，先将通气管沿导丝插入气管，并通过狭窄段气管建立安全通气管道，再沿通气管置入气管输送器并释放气管支架，迅速再次插入纤维支气管镜确认支架位置。若支架位置偏低，可牵拉调节线上调支架(图 6-2-1)，直到满意定位为止。

(二)放射下气管支架置入术

要求在电视监视器下进行，先行气管局部喷麻后，仰卧位置肩垫，将引导导丝经口腔插入气管，并通过狭窄气管段至远端支气管，明确气管狭窄位置和长度，可于体表相应位置放置铅块标记狭窄位置，沿导丝插入通气管于气管狭窄远端，退出通气管内芯和导丝，沿通气管插入支架输送器，释放气管支架于狭窄段气管，退出通气管和支架输送器，完成支架放置过程。

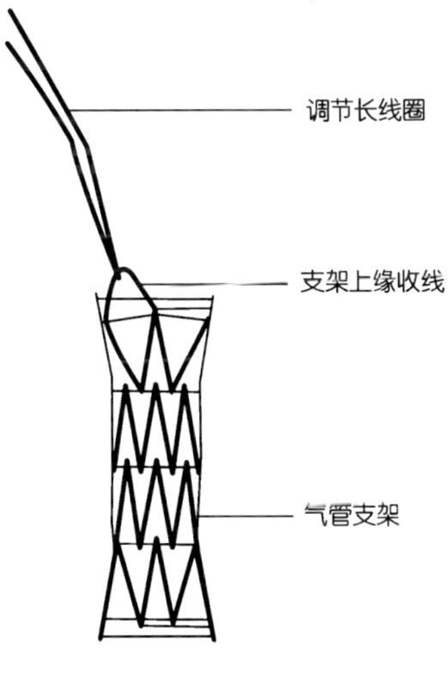

图 6-2-1 气管支架牵拉调节线示意图

四、注意事项

1. 支架置入最重要的是支架位置要准确。由于患者呼吸已相当困难，在支架置入过程中配合欠佳，导致支架位置不准确，因此放置过程中应要求术者熟练、迅速。

2. 支架放置应宁低勿高。如果支架位置放置偏高，只能取出重新放置，支架位置偏低时可牵拉调节线上调。

3. 支架内径和长度的选取十分重要，术前应对气管狭窄长度和部位估计准确，才能选择合适型号的支架。

五、并发症

需要放置气管支架的患者，大多是气管严重狭窄的高危人群，在支架置入过程中可引起气管阻塞进一步加重，甚至窒息死亡。国内已有多例在放置气管支架过程中患者当即死亡的报告，因此手术医师应认识该手术的高风险性，做好术前准备的同时做好家属思想工作。

气管支气管支架治疗的并发症包括支架置入后移位或咳出，放置过程中出血、穿孔、痰液和肿瘤组织脱落堵塞气管。支架长期置入会出现支架端口肉芽组织增生和再狭窄，因此，对气管良性狭窄病人必须置入可回收支架，并定期观察气管肉芽增生情况，及时调整或回收支架，或采用电凝、冷冻等治疗控制肉芽增生。

第三节　典 型 病 例

一、气管良性狭窄(图 6-3-1～4)

患者男性，28 岁，因复合外伤行气管插管，呼吸机辅助通气，拔管后出现气管狭窄，给予气管切开。行纤维支气管镜检查，发现气管下段瘢痕增生，管腔狭窄明显。放置气管支架后胸闷症状明显缓解。

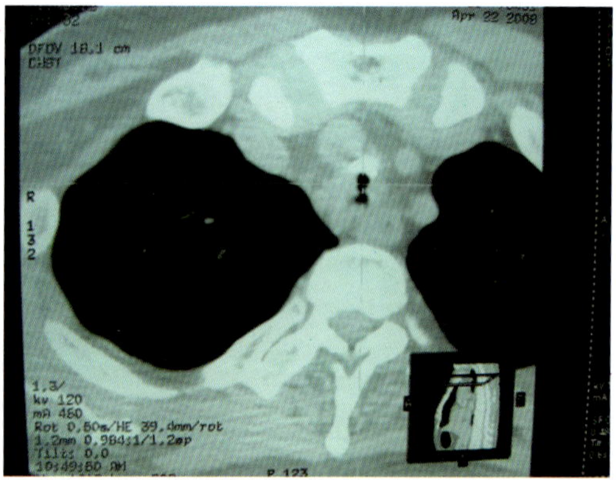

图 6-3-1　胸部 CT 示气管狭窄

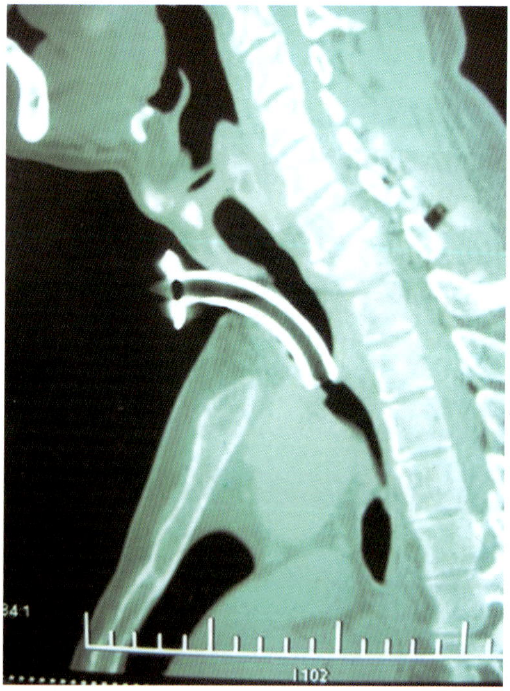

图 6-3-2　气管矢状位示气管套管末端狭窄

二、气管恶性狭窄（图 6-3-5，图 6-3-6）

患者女性，65 岁，行食管癌切除术后 3 年，因肿瘤复发累及气管壁导致气管狭窄，胸闷症状明显。纤维支气管镜检查可见气管腔内肿瘤组织，管腔狭窄。放置气管支架后症状缓解。

三、食管气管瘘（图 6-3-7～9）

患者男性，51 岁，因上段食管癌接受放疗。放疗后出现进食呛咳、肺部感染，诊断为食管气管瘘。于外院放置气管支架（记忆合金支架），封堵效果差。入我院治疗后，取出原支架后于食管内放置支架进行封堵，效果良好。

对于食管气管瘘病人，应首先考虑放置食管支架从食管一侧进行封堵，其次再考虑放置气管支架封堵。

四、支气管胸膜瘘（图 6-3-10～12）

患者男性，53 岁，因右肺癌行右肺切除术，术后出现支气管胸膜瘘、脓胸。放置“T”型气管支架后封堵效果良好，经胸腔引流后脓液明显减少，为再次手术治疗赢得机会。

五、外压性气管狭窄（图 6-3-13～17）

患者男性，39 岁，因胸闷等症状就诊。胸部 CT 示纵隔软组织阴影并压迫气管。纤维支气管镜检查发现气管管腔明显狭窄，镜头不能通过。放置气管支架后症状减轻，为原发疾病的治疗赢得了时间。

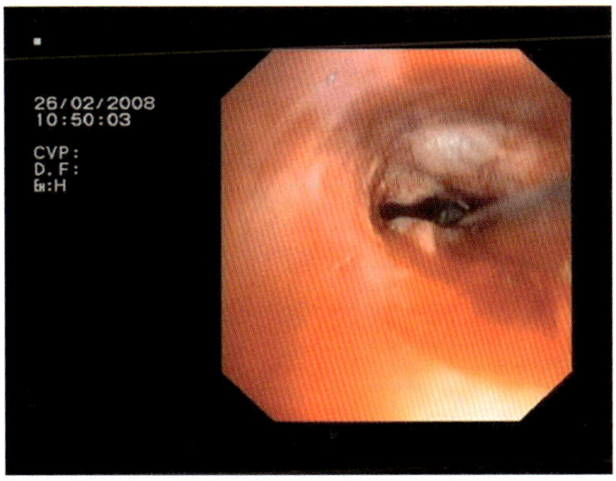

图 6-3-3　纤支镜下示气管良性狭窄，有瘢痕增生

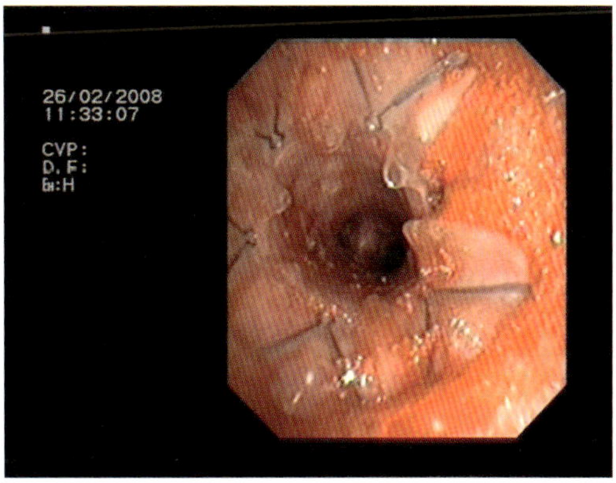

图 6-3-4　放置气管支架，气管通畅性良好

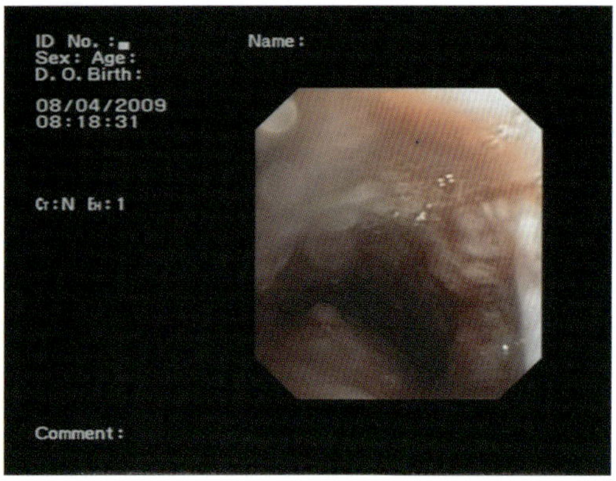

图 6-3-5　气管内肿瘤组织，气管狭窄明显

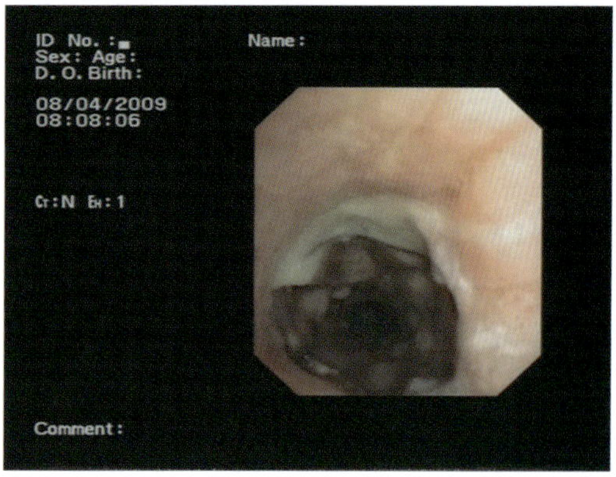

图 6-3-6　放置气管支架后管腔通畅性良好

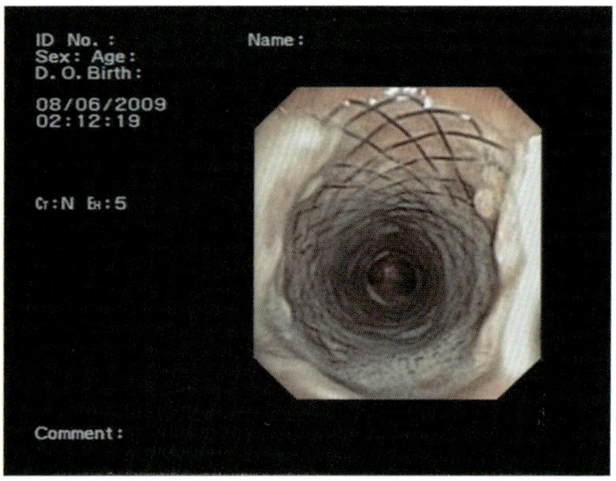

图 6-3-7　食管癌放疗后致食管气管瘘，放置的镍钛合金支架堵瘘效果差

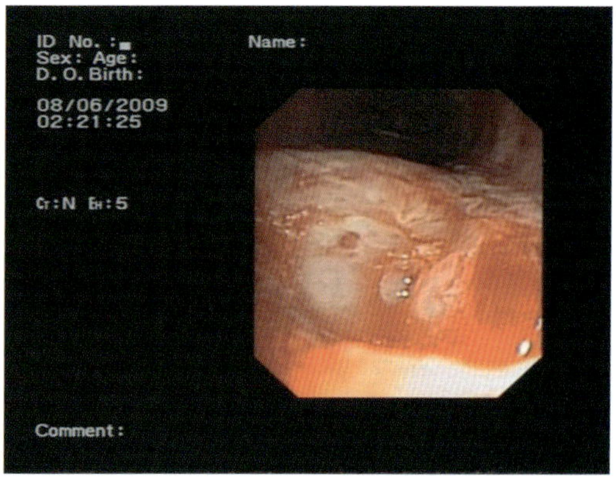

图 6-3-8　将镍钛合金支架取出后，显示气管膜部瘘口

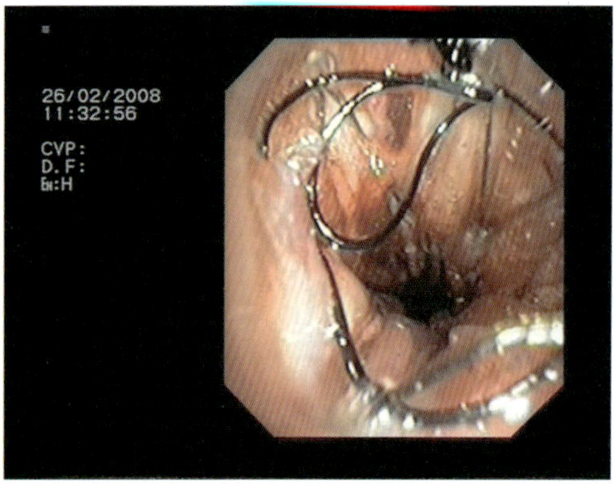

图 6-3-9　重新放置 CZES 型可回收 Sigma覆膜支架，封堵效果好

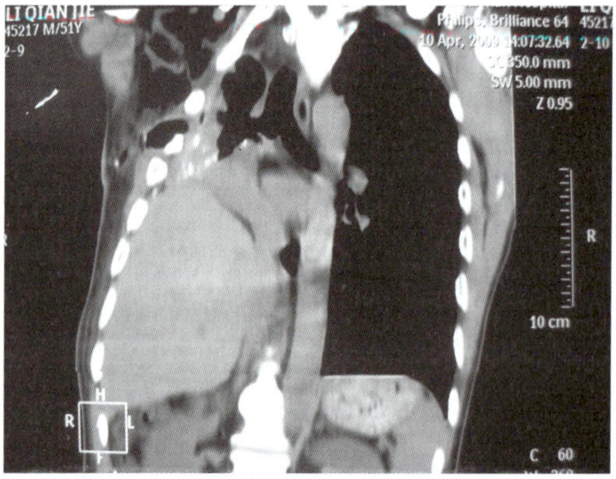

图 6-3-10　右全肺术后支气管胸膜瘘 MRI 片

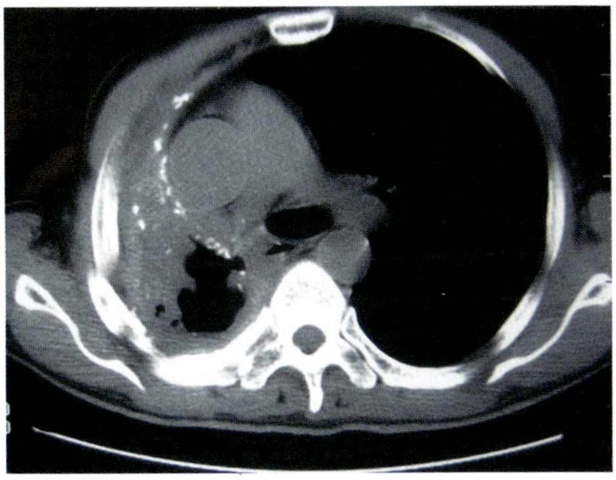

图 6-3-11　右全肺术后支气管胸膜瘘CT片，右侧脓胸

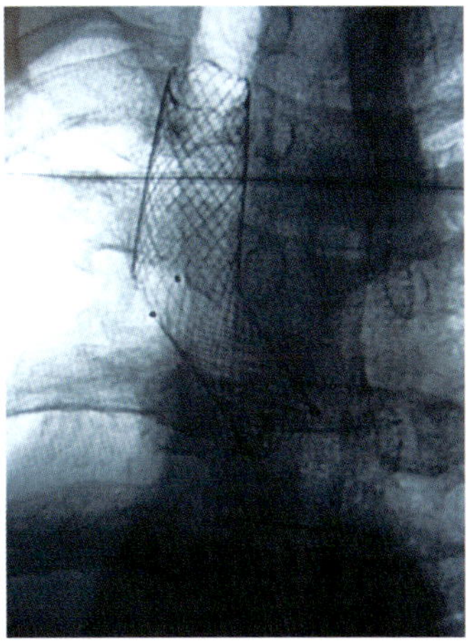

图 6-3-12　放置“L”型气管支架，瘘口封堵效果好

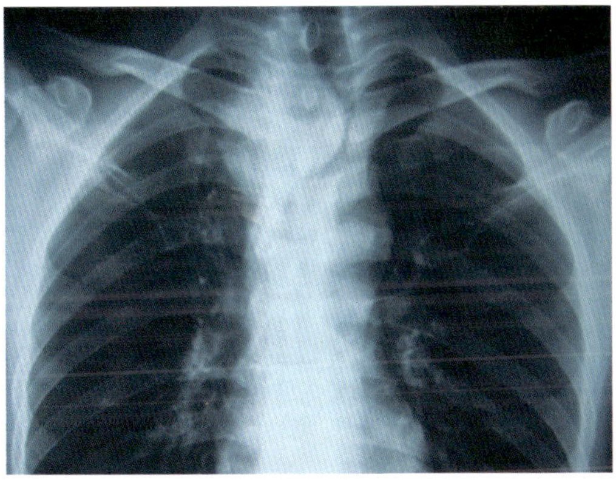

图 6-3-13　胸部X线片示气管下段受压，管腔明显狭窄

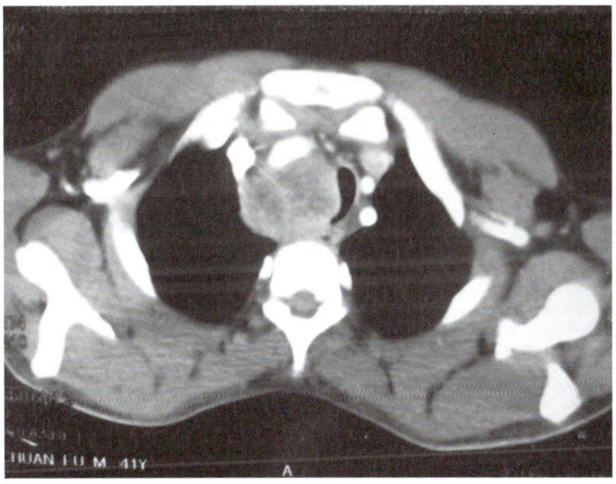

图 6-3-14　胸部CT示纵隔肿瘤压迫气管

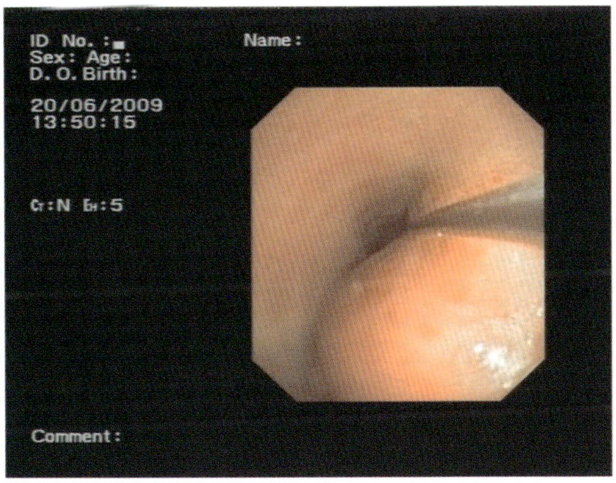

图 6-3-15　气管镜下见管腔明显狭窄，镜头可勉强通过

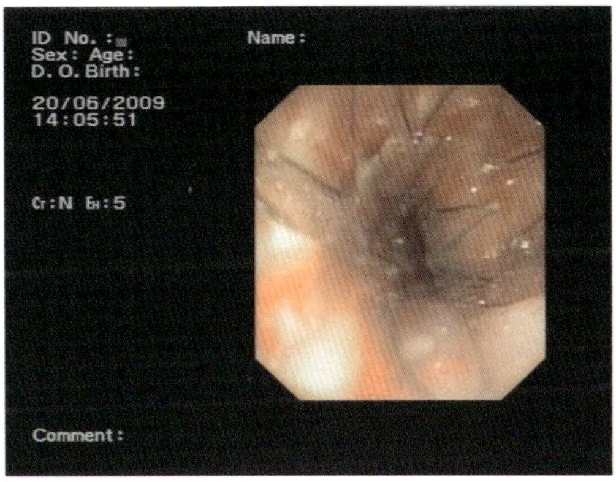

图 6-3-16　放置气管支架

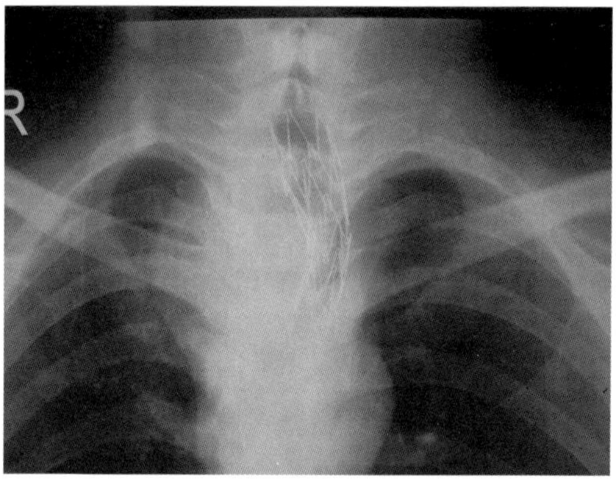

图 6-3-17 放置气管支架后 X 线片

参 考 文 献

Wong DM, Sponseller BA, Riedesel EA, et al. 2008. The use of intraluminal stents for trachea! collapse in two horses: Case management and long-term treatment [J]. Equine veterinary education, 20(2): 80～90

Dutau H, Cavailles A, Fernandez-Navamuel I, et al. 2009. Tracheal compression in a patient with Marfan's syndrome-associated tracheomegaly treated by an XXL stent: the largest diameter airway stent ever placed in a previously undescribed airway condition [J]. Respiration, 77(1): 97～101

Gobel G, Karaiskaki N, Gerlinger I, et al. 2007. Tracheal ceramic rings for tracheomalacia: a review after 17 years[J]. Laryngoscope, 117(10): 1 741～1 744

Gordon Downie, Yu Ya Huang, Franklin R. McGuire. 2006. Measurement Accuracy of a Novel Stent-Sizing Device in the Porcine Airway[J]. Journal of bronchology, 13(1): 9～11

Hall AM, Watt JW. 2008. The use of tracheal stoma stents in high spinal cord injury: a patient-friendly alternative to long-term tracheostomy tubes[J]. Spinal cord, 46(11): 1 362～1 363

Hosokawa Y, Tsujino I, Kiyofuji K, et al. 2006. Placement of two types of spiral Z-stents at the bronchial carina for the treatment of terminal lung cancer-a new method[J]. The Journal of International Medical Research, 34(5): 556～562

Kim YH, Baek SJ. 2006. Outcome of endoscopic management of extensive laryngotracheal stenosis[J]. Annals of Otology, Rhinology & Laryngology, 115(12): 887～890

Lin SM, Lin TY, Chou CL, et al. 2008. Persistence of lung inflammation and lung cytokines with high-resolution CT abnormalities during recovery from SARS[J]. The European Respiratory Journal, 131(5): 1 019～1 023

Maeda K, Yasufuku M, Yamamoto T. 2001. A new approach to the treatment of congenital tracheal stenosis: Balloon tracheoplasty and expandable metallic stenting[J]. Journal of Pediatric Surgery, 36(11): 1 646～1 649

Miwa K, Takamori S, Hayashi A, et al. 2004. Fixation of silicone stents in the subglottic trachea: preventing stent migration using a fixation apparatus. The Annals of Thoracic Surgery, 78(6): 2 188～2 190

Pinho R, Huysmans T, Vos W. 2008. Tracheal Stent Prediction Using Statistical Deformable Models of Tubular Shapes[J]. San Diego, CA(US), 12(1): 130～131

Sihvo EI, Sioris T, Tynninen O, et al. 2006. Fatal fistula between the trachea and the brachiocephalic artery: late complication of a second-generation, self-expanding metallic tracheal stent[J]. The Journal of Thoracic and Cardiovascular Surgery, 131(6): 1 415～1 416

Syed Mohammad Tariq, Jojy George, Rajeev Jain. 2006. Reinforced Endotracheal Tube Acting as an Interval Tracheal Stent in Critical Tumor Stenosis[J]. Journal of bronchology, 13(3): 152～152

Sylviae Leroy, Charles-Hugo Marquette, Lutz Freitag. 2006. A New Self-Expanding, Removable, Covered Metal Tracheobronchial Stent: Results of an Animal Trial[J]. Journal of bronchology, 13(3): 111～113

Vearick SB, Michelon MD, Schaeffer L. 2007. Development and In Vivo Testing of a Nitinol Tracheal Stent[J]. JOURNAL OF BIOMEDICAL MATERIALS RESEARCH(PART B), 83B(1): 216～221

William A. Ross, Jeffrey H, Lee. 2008. Endoscopic Approach to Tracheoesophageal Fistulas in Adults[J]. Techniques in Gastrointestinal Endoscopy, 10(4): 155～163

Woo HM, Kim MJ, Lee SG, et al. 2007. Intraluminal tracheal stent fracture in a Yorkshire terrier[J]. The Canadian veterinary journal, 48(10): 1 063～1 066

第七章　纵隔疾病的微创治疗

近年来电视胸腔镜手术在我国发展迅速，随着手术技巧的提高，在纵隔肿瘤切除方面积累了一定的经验。不同组织类型的肿瘤可发生在不同的纵隔部位，呈现不同的症状和体征，临床工作中较为常见的纵隔肿瘤是胸腺瘤和神经源性肿瘤。

第一节　胸　腺　瘤

胸腺瘤位于前上纵隔(图 7-1-1)，一般认为只要没有明显外侵，都可经过胸腔镜来手术切除；至于肿瘤的大小，不是手术适应证的绝对指征。胸腺瘤并发重症肌无力时需行扩大的胸腺切除术，在完整切除胸腺的同时还需彻底清扫前纵隔脂肪组织，这是提高手术成功率的关键。

一、体位与切口

采用静脉复合双腔气管插管麻醉，病人取半侧卧位，手术侧向上垫高 30°(图 7-1-2)，此时肺组织因重力向后下坠，有利于前纵隔的显露，头、尾侧降低使术侧肋间隙扩大。手术采取哪侧入路尚无定论，有的医生认为，左侧入路可以更好地清除心膈角的脂肪垫及主动脉窗下脂肪组织，采用右侧入路则避免了主动脉弓和心脏的遮挡，有利于上腔静脉及无名静脉的显露。胸腔镜 Trocar 孔位于腋后线第 5 或 6 肋间，2 个操作孔根据肿瘤位置而定，一个位于腋前线第 3、4 肋间，另一个接近肿瘤，以备粘连严重或意外出血时扩大为小切口。

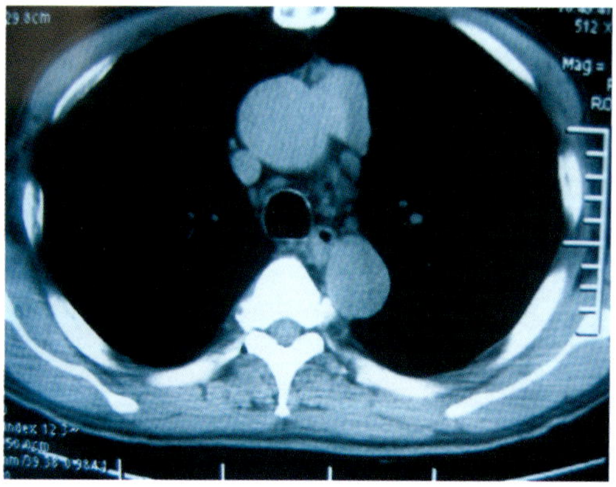

图 7-1-1　前上纵隔肿瘤，偏左侧

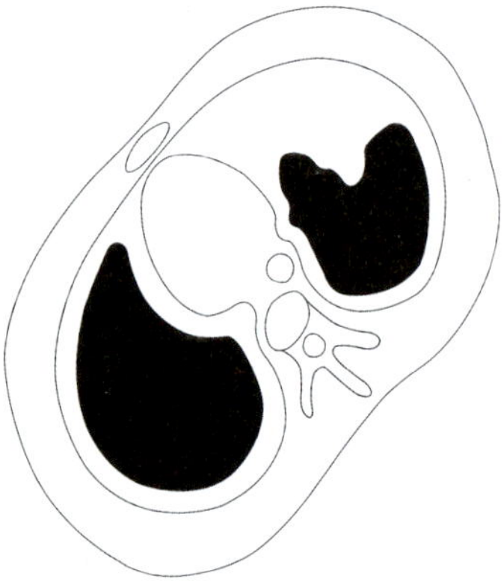

图 7-1-2　半侧卧位，左侧向上垫高 30°

二、手术方法

经观察孔置入胸腔镜探查，明确肿瘤的位置和毗邻关系(图 7-1-3)，评估切除的可能性；如切除困难或不彻底，应中转开胸。若肿瘤包膜完整，无明显外侵和粘连时，可用电凝钩于肿瘤下极基底部开始切开纵隔胸膜(图 7-1-4)；当存有一定间隙时，可用血管钳或内镜钳继续游离(图 7-1-5)，游离带用电凝钩或超声刀切断(图 7-1-6)。当肿瘤周边纵隔胸膜基本切断后，用卵圆钳或纱布做成的“花生米”钝性游离基底部(图 7-1-7)，烧灼小的出血点。当怀疑有小血管分支时可用超声刀切断；对于较大的血管，可上钛夹夹闭切断。切除后将肿瘤组织装入塑料袋或手套内取出(图 7-1-8)，尽量避免肿瘤组织污染胸腔。若瘤体较大、不易取出时，可在塑料袋内用剪刀将瘤体剪碎后再取出(图 7-1-9)。彻底清扫前纵隔的脂肪组织(图 7-1-10)，一般心膈角有较多脂肪组织；然后显露胸骨后脂肪组织，以钝性分离为主。对侧心膈角脂肪组织位置较深，剥离时应小心。仔细检查肿瘤切除后的腔隙，彻底冲洗、确切止血，也可用止血纱布覆盖创面(图 7-1-11)以减少渗出。于观察孔放置胸腔闭式引流管，缝合切口。若肿瘤与周围组织粘连紧密，术中可将粘连部位的组织一并切除送检。

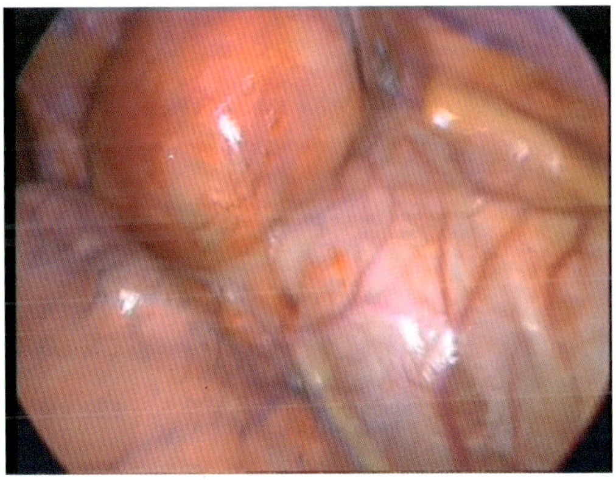

图 7-1-3　位于前上纵隔偏右侧、升主动脉起始处

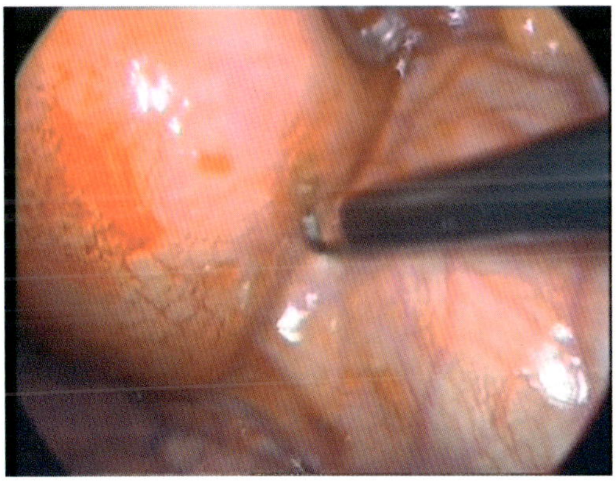

图 7-1 4　用电凝钩于肿瘤基底部开始游离

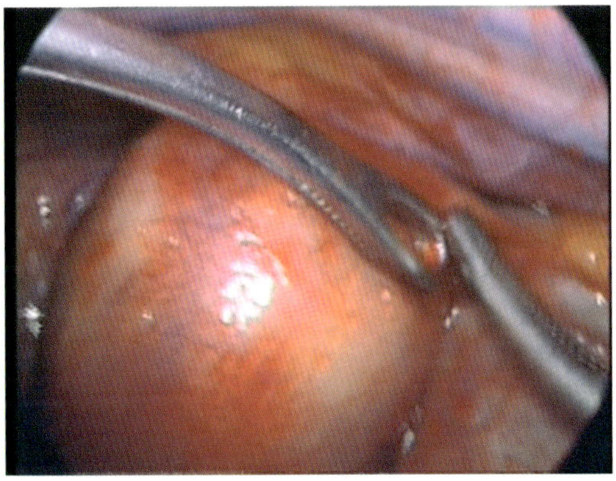

图 7-1-5　用卵圆钳牵拉暴露，血管钳继续游离

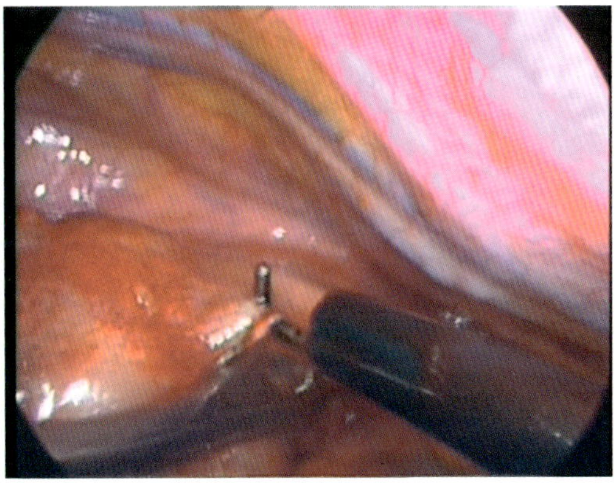

图 7-1-6　用电凝钩切断游离带

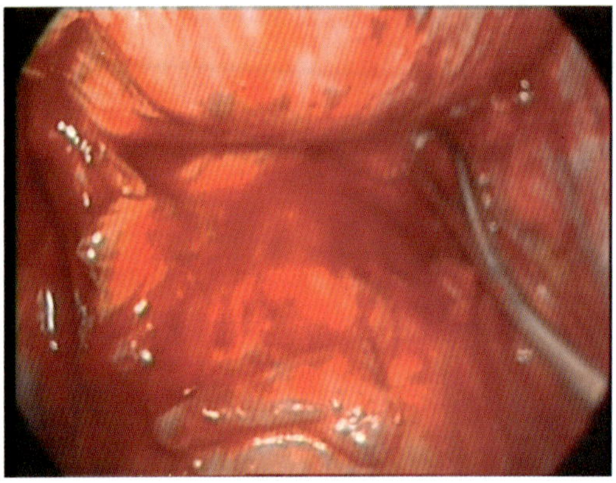

图 7-1-7　用卵圆钳钝性分离基底部

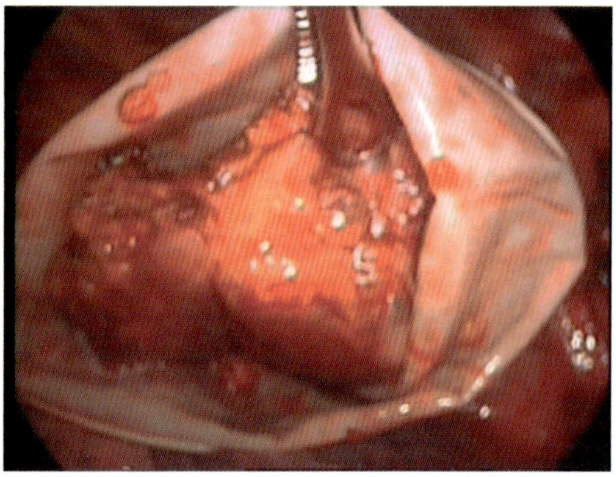

图 7-1-8　将肿瘤装入手套内

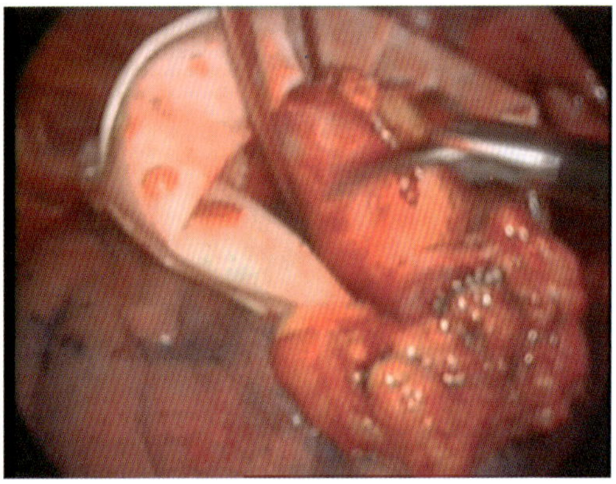

图 7-1-9　剪碎肿瘤，便于取出

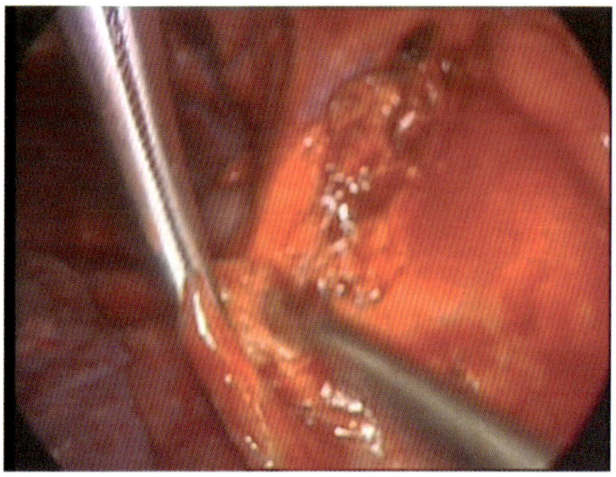

图 7-1-10　切除脂肪组织

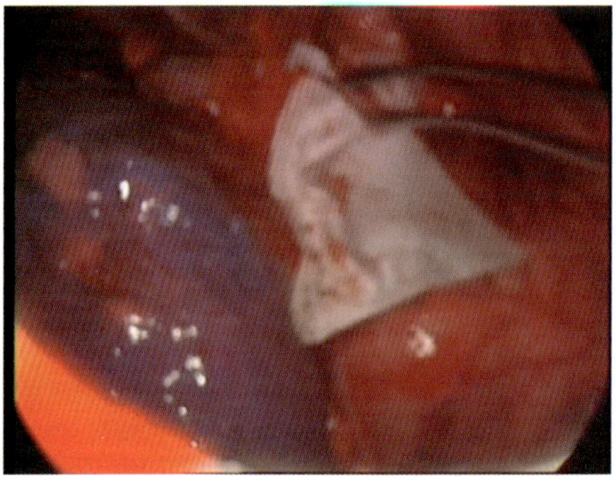

图 7-1-11　用止血纱布覆盖创面

很多医生对腔镜下清理前纵隔脂肪组织心存疑虑，认为不如正中切口彻底，其实腔镜下的手术范围与正中开胸手术是相同的，手术的彻底性应当不存在问题。

三、体会

1.切口及操作孔位置的正确选择是手术成功的关键，要避免相互影响。

2.术中应清晰辨认和显露上腔静脉及无名静脉，保护膈神经和迷走神经。

3.无名静脉和胸腺存在许多回流小分支，手术操作应轻柔、仔细；若出现明显出血，则应在内镜下用纱布压迫，切忌盲目钳夹。

4.对于病变较大者，可先将一侧胸腺组织切除，再切除另一侧。

5.由于胸腺组织较脆，在牵拉过程中容易断裂造成残留，其中以胸腺上极较为多见。

6.术中手术难度大时，可适当延长前外侧操作切口改为小切口，不应强求坚持。

第二节 中纵隔肿瘤

绝大多数中纵隔肿瘤为良性，常见的有心包囊肿、支气管源性囊肿、淋巴瘤及食管囊肿，一般无明显自觉症状，因此手术并不迫切。但当肿块增大到一定程度时，必然会压迫纵隔内重要器官，胸腔镜手术或活检应是最佳选择。

一、体位与切口

采用静脉复合双腔气管插管麻醉，侧卧位。胸壁做3个切口：腋中线第5或6肋间处为观察孔；再在欲摘出的肿块内外侧，即腋前线及腋后线处，视肿块的部位、大小、高低再决定两个操作孔的位置。

二、手术方法

胸腔镜进入胸腔后，可清晰地见到肿块的位置，镜下可见肿块呈囊性，位于奇静脉弓下方(图7-2-1)。若囊肿较大，可先用穿刺针吸出囊液，由于囊液较为黏稠，或为多房囊肿，因此常难吸净。从外侧或内侧操作孔进入抓钳，将囊肿向外或内牵拉，用电凝打开纵隔胸膜(图7-2-2)，分离囊肿周围粘连(图7-2-3)，通过另一操作孔用卵圆钳向上提起囊肿，进一步暴露其基底部(图7-2-4)，仔细分离，尽量保持囊肿完整性(图7-2-5)。分离至囊肿根部时，因多数气管囊肿根部无明显滋养血管，可电凝切断(图7-2-6)。

临床工作中还经常遇到不明原因的纵隔淋巴结肿大病例(图7-2-7)，经胸腔镜活检是较好的诊断方法，其手术过程不再赘述。

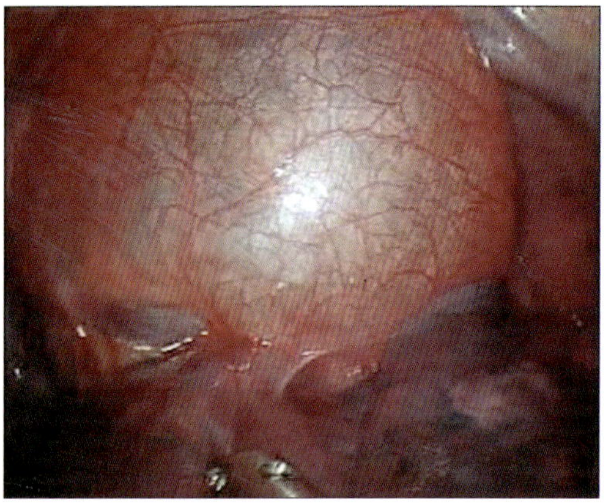

图 7-2-1　镜下见右侧支气管囊肿

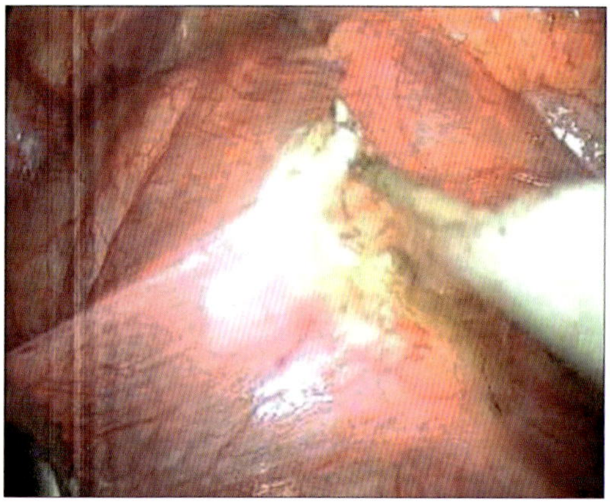

图 7-2-2　使用电凝钩打开纵隔胸膜

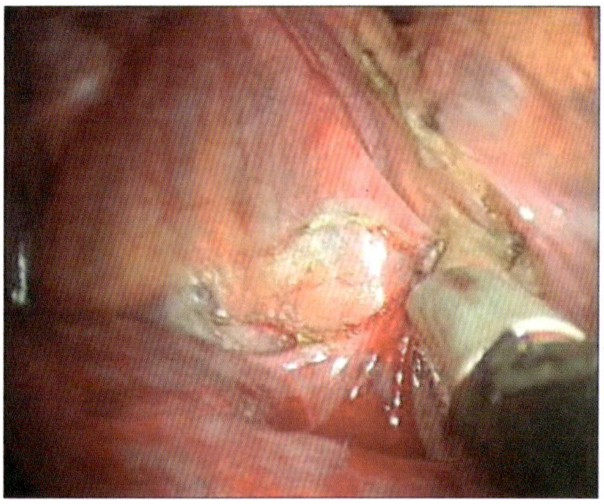

图 7-2-3　用电凝钩分离囊肿周围粘连

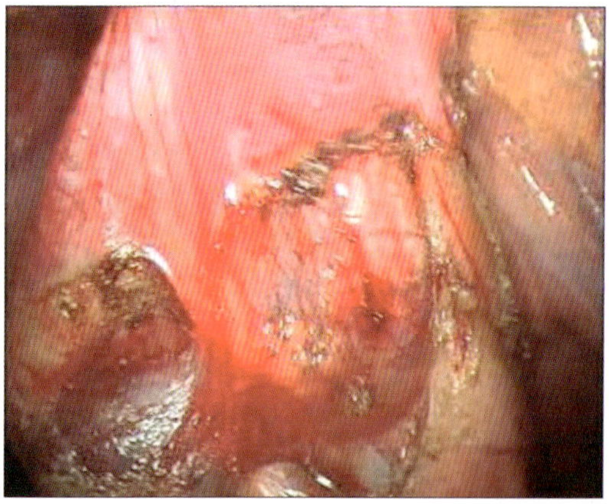

图 7-2-4　卵圆钳提起囊肿，进一步暴露囊肿基底部

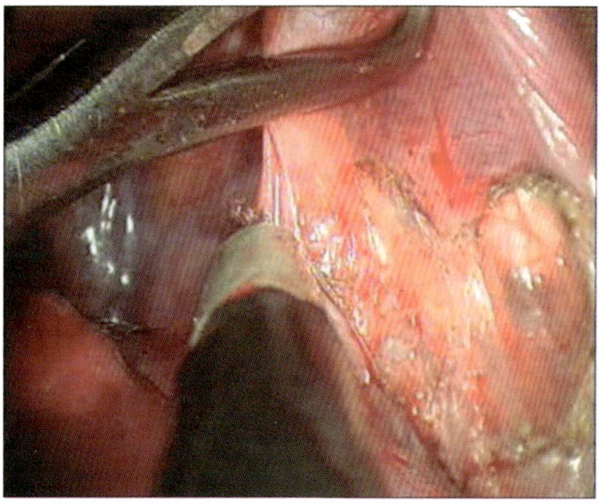

图 7-2-5　仔细分离，尽量保持囊肿完整性

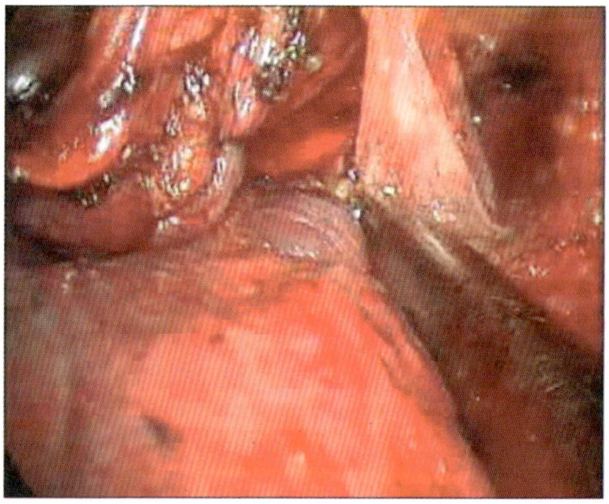

图 7-2-6　切断囊肿根部，完整切除气管囊肿

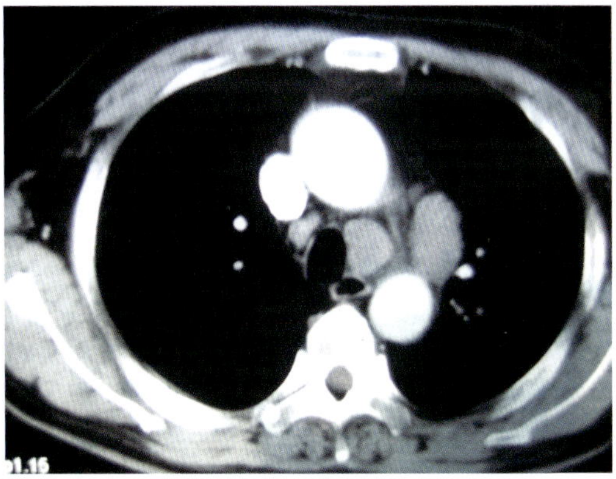

图 7-2-7　纵隔肿大淋巴结，活检病理为转移的小细胞癌

第三节　神经源性肿瘤

神经源性肿瘤多位于后纵隔，其中以神经纤维瘤和神经鞘瘤较为常见（图 7-3-1，图 7-3-2）。

一、体位与切口

病人采用 30°前倾侧卧位（图 7-3-3），此时肺组织向前下坠，利于暴露后纵隔，其余切口同上节。

二、手术方法

经观察孔进入胸腔镜探查后纵隔，明确肿瘤的位置和毗邻关系（图 7-3-4）。神经源性肿瘤一般包膜完整、表面光滑。用血管钳提起肿瘤表面包膜（图 7-3-5），用剪刀剪开（图 7-3-6），完全暴露肿瘤（图 7-3-7）。用电刀去除包膜组织（图 7-3-8），于瘤体表面缝牵引线牵拉（图 7-3-9），可用吸引器（图 7-3-10）或电刀（图 7-3-11）结合分离基底部。肿瘤多有一明显的蒂部，内有滋养血管，可上钛夹双重夹闭后切断（图 7-3-12），然后放入标本袋取出。胸腔内彻底止血，经观察孔放置胸腔引流管。

三、注意事项

1. 游离肿瘤基底部时应注意电刀的使用，降低术后 Horner 综合征的发生率。

2. 若肿瘤向椎管内生长，腔镜下难以完整切除肿瘤的椎管内部分，且易损伤神经根，此时应中转开胸。

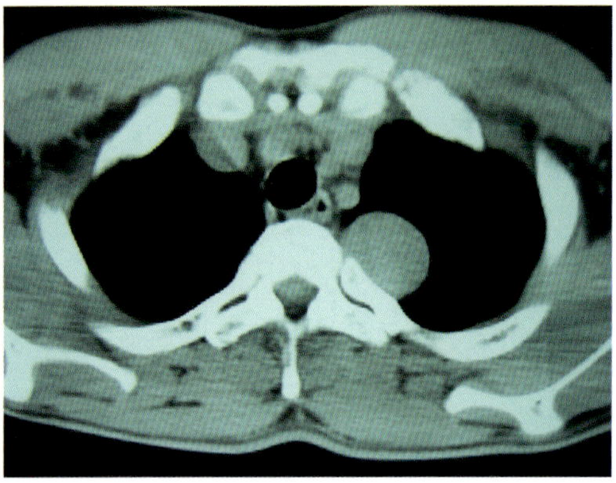

图 7-3-1　后纵隔神经鞘瘤 CT 片

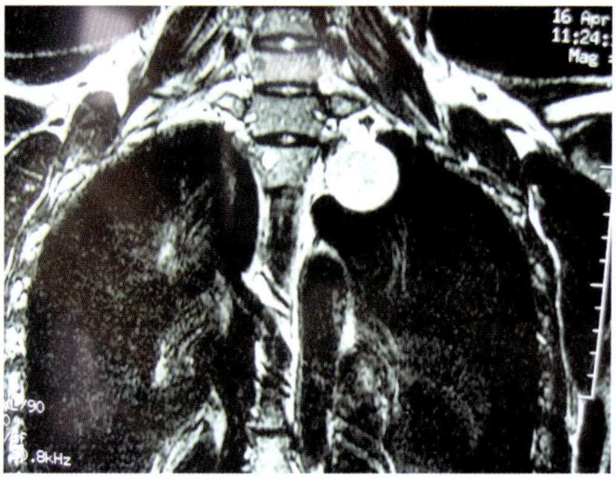

图 7-3-2　神经鞘瘤 MRI 片

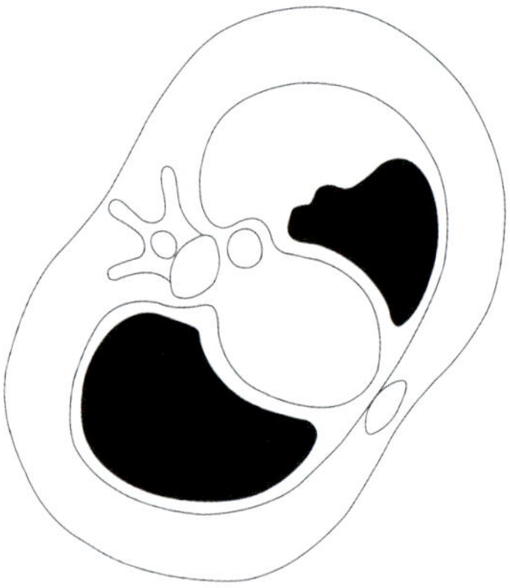

图 7-3-3　30°前倾侧卧位

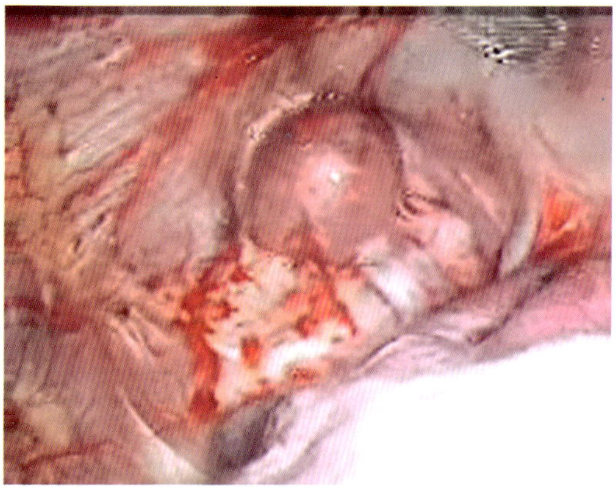

图 7-3-4　肿瘤位于后纵隔，光滑、孤立

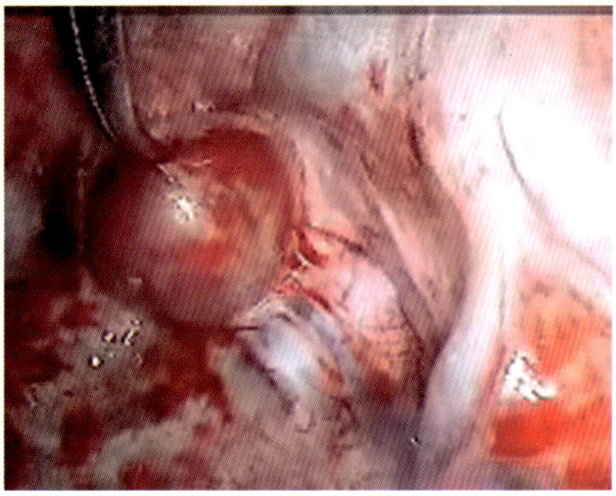

图 7-3-5　提起肿瘤包膜

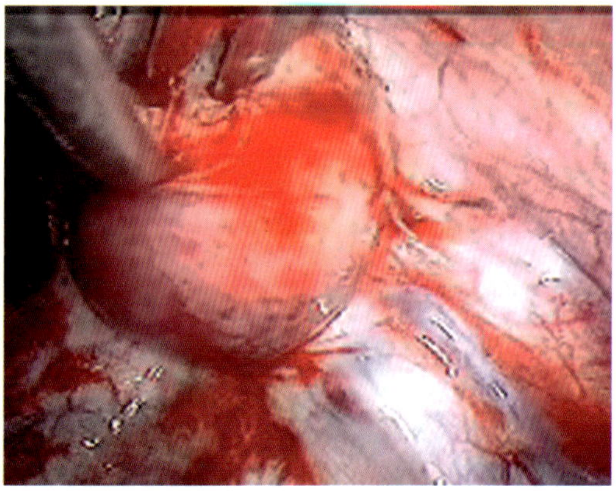

图 7-3-6　剪开包膜

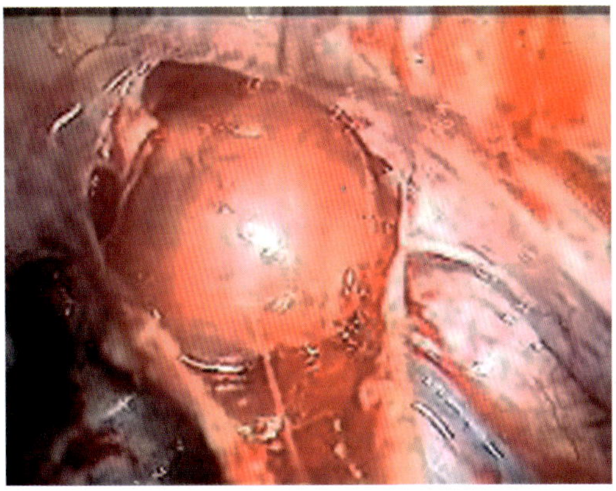

图 7-3-7　完全暴露瘤体

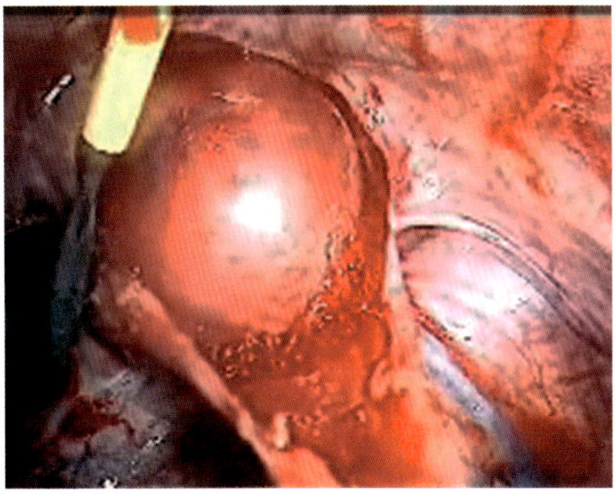

图 7-3-8　去除包膜

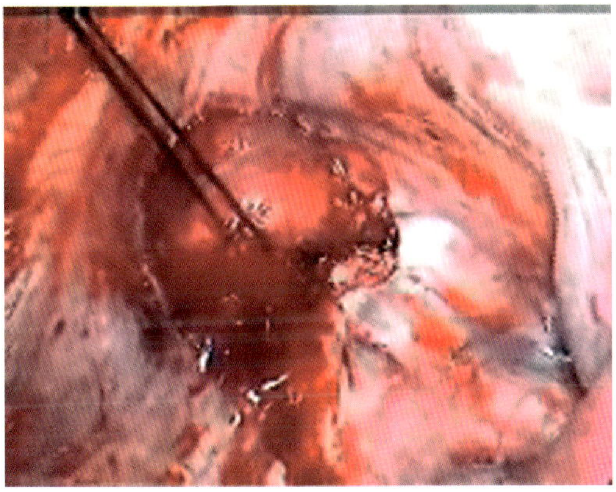

图 7-3-9　牵拉瘤体

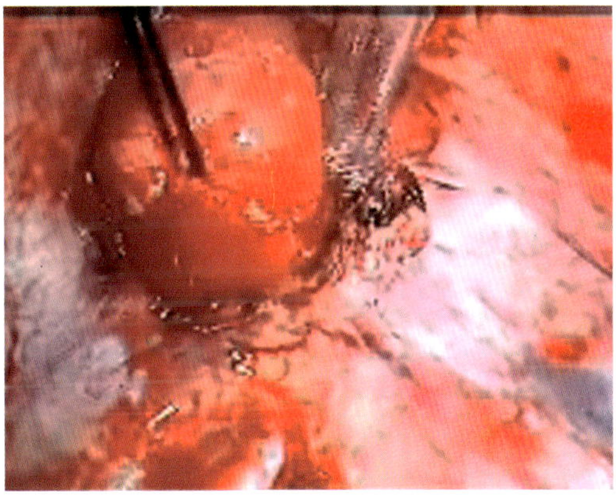

图 7-3-10　钝性分离肿瘤基底部

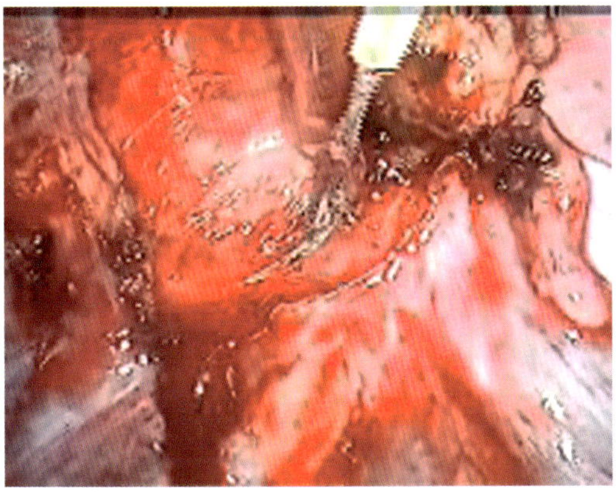

图 7-3-11　用电刀烧灼肿瘤基底部粘连带

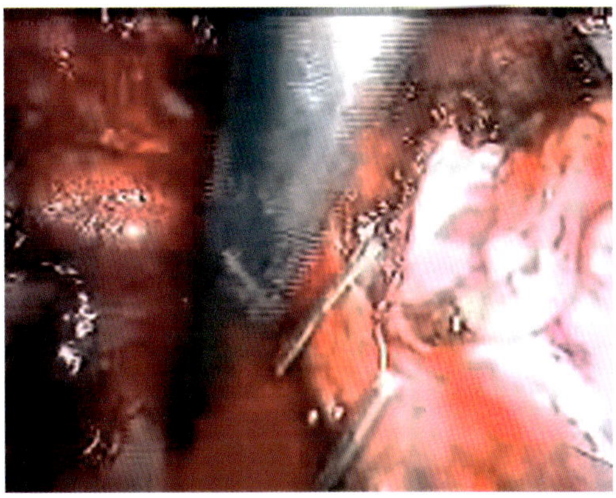

图 7-3-12　用钛夹夹闭肿瘤蒂部

参 考 文 献

Cheng YJ,Kao EL,Chou SH. 2005. Videothoracoscopic resection of stage II thymoma: prospective comparison of the results between thoracoscopy and open methods[J]. Chest,128(4):3 010～3 012

Cheng,YJ. 2008. Videothoracoscopic resection of encapsulated thymic carcinoma: retrospective comparison of the results between thoracoscopy and open methods[J]. Annals of Surgical Oncology,15(8):2 235～2 238

Divisi D,Di-Tommaso S,Crisci R. 2007. Preoperative red sudan administration to locate thoracic duct lesion in videothoracoscopy[J]. European journal of cardio-thoracic surgery,31(6):1 148～1 149

Heyman SR,De-Raeve H,Mercelis R,et al. 2008. Recurrent myasthenia gravis due to a pleural implant 3 years after radical thymectomy[J]. The Annals of Thoracic Surgery,86(1):299～301

Roviaro G,Varoli F,Nucca O,et al. 2000. Videothoracoscopic approach to primary mediastinal pathology[J]. Chest,117(4):1 179～1 183

Tadashi AKIBA, Makoto YAMASHITA, Tsuyoshi NODA, et al. 2002. Mediastinal Cyst Resected with Thoracotomy or Thoracoscopy Jikeikai[J]. Medical Journal,49(3):121～125

第八章　原发性手汗症的微创治疗

第一节　手汗症概述

原发性手汗症是一种局部多汗症，多见于青少年，以双手汗液分泌异常增多为特点，常自幼儿时期出现症状，至青春期逐渐加剧。多数学者认为与交感神经过度兴奋有关，但具体原因尚不明确。原发性手汗症可以单独出现，也可以伴随腋窝和足底等其他部位多汗同时出现。患者双手汗液分泌过多，常在精神紧张、感情冲动、手部活动增加及外界温度升高时加重，有的甚至出现明显汗滴，呈洗手样(图 8-1-1)。不少青少年常因此出现精神心理方面的异常，严重影响其日常的工作和生活。因此，正确认识、积极治疗原发性手汗症，已成为胸外科医生的一项重要临床工作。

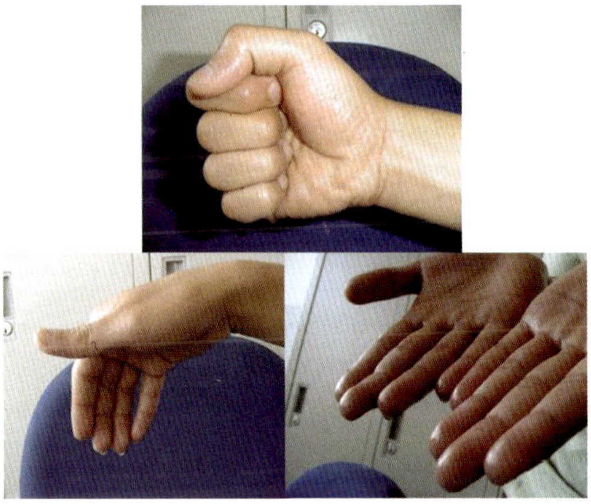

图 8-1-1　手汗症表现

一、手汗症的流行病学调查

手汗症可分为继发性和原发性两类。继发性手汗症常有明确的病因，如中枢神经系统的损伤、恶性肿瘤、慢性感染、内分泌系统疾病如甲状腺功能亢进等；而原发性手汗症的病因目前尚不明确。许多学者认为原发性手汗症好发于东方民族，尤其东南亚地区发病率较高，在我国则以台湾、广东、福建、浙江等沿海地区多见。我国台湾学者认为，在东方民族的年轻人群中，原发性手汗症的发病率约为 3‰，且这部分病人有高达 12.5%的家族倾向。Kopelman 报告手汗症在西方年青人中也比较常见，发生率为 0.15%～0.3%；美国 Strutton 等的一项大样本调查结果显示，在 15 万普通家庭中，多汗症的发病率为 2.8%，其中手汗症患者占 25%，82%的患者自幼儿时期出现症状，平均发病年龄为 13 岁，到青春期症状逐渐加重，50 岁以后症状又逐渐减轻。我国国内学者报道手汗症在福州市大中学生中的患病率为 4.59%，男女性发病率无显著差别，多数首发症状在 16 岁以前，27.6%的患者伴有手部皮肤症状，有15.3%的患者有家族史。

二、皮肤汗腺及汗液分泌的生理

人类皮肤主要有两种功能性汗腺，即小汗腺和大汗腺。小汗腺即外分泌腺，也就是我们平常所说的汗腺，占人体汗腺的绝大多数，总量约3百万左右，遍布于全身，但其分布并不均匀，在前额、手掌及跖部等身体暴露区域分布较为稠密。随着年龄的增加，汗腺的数量会有所减少，其皮肤电导反应亦会随之降低，这可能是手汗症患者随着年龄增大其多汗症状会逐渐减轻的原因之一。小汗腺属于皮肤附属器官，来自胚胎时期的表层上皮，每一腺体均由位于真皮层深部的螺旋型分泌部及包绕其周围的丰富的毛细血管组成，由交感神经节后胆碱能纤维支配，分泌液为低渗稀薄的浆液。不同部分的汗腺其分泌速度并不相同，一般情况下，头部及躯干部位的分泌速度较快，而四肢相对较慢。大汗腺即顶分泌腺，数量较小汗腺少得多，主要分布在腋窝和会阴部，一般在青春期开始活动，受肾上腺素能神经支配，顶分泌腺的大量分泌加上细菌的生长可产生十分难闻的气味。手汗症的发生与大汗腺无关。

汗液的主要功能是调节体温，同时还通过湿润皮肤以及汗腺对皮肤的牵引作用，维持皮肤的弹性，保持其完整结构和生理健康。一般情况下，仅有少数汗腺进行分泌活动，排出的汗液较少，不为人感觉，称为不显性出汗；如果汗液分泌异常增多就会产生多汗症。体温升高可使全身汗腺活动增强，而手掌、跖部、腋窝及前额等部位的汗腺对情感刺激较为敏感，在紧张、惊恐及愤怒等情况下，上述部位汗液的分泌会明显增加。汗液分泌的调节由下丘脑控制，接受体内温度变化的传入信号，经过反射，通过交感神经的节后胆碱能纤维，刺激汗腺分泌。

三、手汗症的临床表现及其发病机制的研究

手汗症的主要症状就是双手异常多汗，因出汗的程度不同可以有不同的表现，轻者仅表现为手掌湿润，重症者可有明显的汗滴，出汗时手掌湿冷并常伴有皮肤蜕皮、皮炎、汗疱疹等皮肤变化，多数患者还伴有腋窝、前额及足底等其他部位多汗，这些部位同样会出现相应的皮肤改变。原发性手汗症一般均有较长的病史，从数年到数十年不等，有些患者还经过多种方法的反复治疗，但效果均不理想。患者不但双手基础汗液分泌量增加，而且对其他正常刺激的反应也会显著增强，特别是精神刺激，会使双手汗液的分泌明显增多；但在睡眠时，患者手汗的症状并不明显。手汗症的临床表现一般均较典型，诊断并不困难，但如何对出汗的程度进行分级量化，以确定手术适应证及疗效对比，目前尚缺乏统一的标准。多数学者均采用 Lai 的手汗程度分级来指导临床（表1），并认为中重度患者才有明确的手术指征。

表1　Lai 手汗症出汗程度分级

轻度	手掌潮湿
中度	手掌出汗时湿透一只手帕
重度	手掌出汗时呈明显的汗滴状

原发性手汗症的发病机制目前尚不明确，国内外的相关研究也比较有限。有研究表明，手汗症患者汗腺的组织病理学并没有明显改变，说明其发病机制并不在汗腺本身。多数学者认为手汗症与交感神经功能亢进有关。我国学者通过电镜对手汗症患者的交感神经节超微结构进行观察发现，$T_{2\sim4}$交感神经节的节前纤维明显增多，髓鞘明显增厚。这些

变化可能使得交感神经中枢对交感神经兴奋的控制增强；同时，因为髓鞘的厚度与神经传导速度成正比，患者交感神经的传导速度也较正常人明显增快。另外，交感神经功能方面的研究亦发现，$T_{2\sim4}$交感神经节中乙酰胆碱受体α_7亚单位表达水平明显增高，说明手汗症患者胸交感神经节的兴奋性增强。原发性手汗症患者有一定的家族遗传倾向，而遗传学研究认为手汗症是一种常染色体显性遗传，其表型的外显率为28%。也就是说，如果父母一方为手汗症患者，其子女患病的可能性为1/4。

第二节　手汗症的治疗

原发性手汗症的治疗目的是将双手汗液分泌的程度降低到患者可以接受的程度，因此在制订治疗计划时了解病人的意愿和期望，以及让病人了解治疗的并发症与局限性十分重要。目前主要的治疗方法包括非手术治疗和手术治疗，在此主要讨论手术治疗方法。

一、胸交感神经干的解剖

交感干位于脊柱两侧，由交感神经节和节间支组成，呈串珠状，左右各一，交感神经节借交通支与相应的脊神经相连(图8-2-1)。交通支分为白交通支和灰交通支。白交通支是由脊髓侧角细胞发出的具有髓鞘的节前纤维，进入交感干。灰交通支是由椎旁节内的神经元发出的无髓鞘的节后纤维，至脊神经。颈交感干神经节分颈上、颈中及颈下神经节，其中颈下节位于第7颈椎横突前方，常与第1胸神经节融合，称颈胸(星状)神经节。上述各节发出的节后纤维可支配头颈及上肢的血管、汗腺和竖毛肌、瞳孔开大肌，并形成心上、心中和心下神经，下行进入胸部，参与形成心丛。胸交感神经节有10～12对，位于肋骨小头的前方。胸神经节发出分支分布于胸腹壁血管、汗腺和竖毛肌，参与形成心丛、肺丛、主动脉丛和食管丛以及内脏大、小神经。星状神经节位于第1肋骨的底部，而第1肋

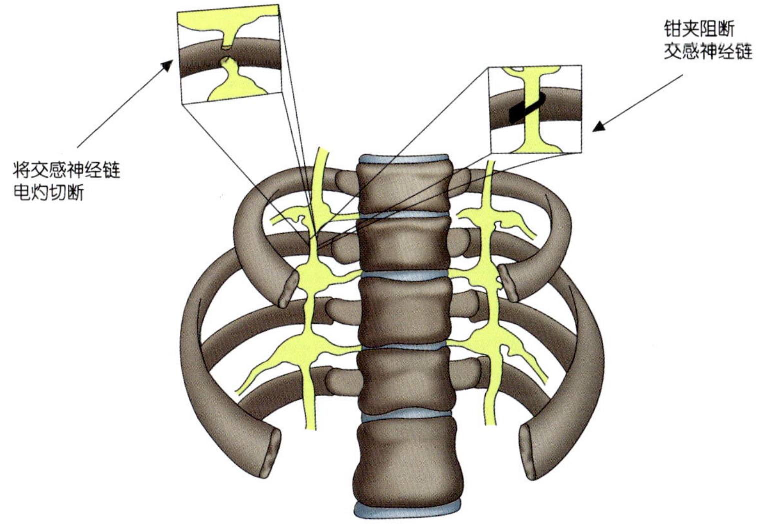

图8-2-1　交感神经解剖示意图

骨常被软组织包围，在胸腔镜下不易分辨。研究显示，33.3%的星状节下缘低于第2肋上缘，但星状节与T_1脊神经的交通支均高于第2肋上缘。星状神经节主要作用于头颈部下1/3，在某些人也作用于上肢；第2胸神经节则作用于手部；第3胸神经节除了手部外，还作用于前臂；第4胸神经节主要作用于腋下；第5胸神经节也对腋下发挥交感神经作用。另外，Kuntz发现由T_2发出一束旁路纤维，绕过星状神经节，进入臂丛神经，称之为Kuntz纤维。目前，解剖学已经证实，上胸段的各交感神经节都有这种纤维的存在，也称之为旁路纤维，而Kuntz纤维已成为所有胸段交感旁路传导纤维的代名词。许多学者认为这种旁路传导的存在，可能是造成部分原发性手汗症患者胸交感神经切断术治疗无效或术后复发的原因之一。

二、胸交感神经切断(除)术的发展过程

人类在19世纪时就有了“自主神经”的概念，至19世纪后期逐渐明确了交感和副交感神经的存在。20世纪初，临床医生发现切断交感神经后可明显增加上肢的血流，因此交感神经切除术被用来治疗上肢远端的缺血性疾病，以改善供血、缓解疼痛。后来，交感神经切除术逐渐被用于治疗心绞痛、癫痫、周期性偏头痛、高血压等疾患，并在治疗过程中发现交感神经切断后可明显抑制手部出汗。随着对交感神经的进一步了解，明确了汗液的分泌是通过交感神经的节后胆碱能纤维控制，交感神经切断后，可以有效减少汗腺的分泌；同时，切断神经后，还可以解除交感神经对血管的控制，如对小动脉和细小动脉血管壁肌层的作用，从而改善皮肤、四肢甚至骨骼的血供。因此，胸交感神经切除术开始用于治疗手汗症。

1920年，Kotzareff应用交感神经切除术治疗双手多汗获得成功，但当时的手术方式多经锁骨上、背部或腋窝等入路开胸进行，且需两次手术完成双侧胸交感神经切除，手术创伤大，并发症多。后来，内镜技术被用于胸部手术，最初是用于切断胸腔内纤维粘连，形成人工气胸来治疗肺结核。1940年，Kux用这种原始内镜行胸交感神经链切除术治疗手汗症取得成功，但因光源、电视摄像放大技术等的限制，手术视野狭窄暗淡；同时，术中缺乏有效的交感神经功能监测，如手温的实时监测，使得准确而充分的切除交感神经无法得到保证。因此，这种手术方式未能被普遍接受。至20世纪80年代后期，电视胸腔镜技术迅速发展，1990年首例电视胸腔镜胸交感神经切除术获得成功，此后这项技术因其操作简便、创伤小、安全可靠且可同时完成两侧手术而广泛用于临床。

三、术前注意事项

原发性手汗症多见于年轻人，虽然双侧胸交感神经切断(除)术是目前唯一有效的治疗手段，但交感神经离断后是否会对患者的生长发育及将来对内脏器官的功能造成不良影响，目前尚不十分明确。因此术前应让患者充分了解上述情况，并详细说明手术风险及可能的并发症，确实做到知情同意。如果患者既往曾有胸膜炎病史，广泛的胸膜粘连常导致手术操作异常困难，有时甚至因此而放弃手术。因此，术前仔细询问病史并进行胸部X线检查非常必要。支配心脏的交感神经纤维主要来自左侧，术中切断左侧交感神经，特别是在高位离断后，少数患者会出现循环不稳定。文献中曾报道过术中出现心搏骤停及术

后发生严重心动过缓而需应用起搏器的情况。我们也曾有 1 例患者术中在 T_2 位置切断左侧交感神经后，心率突然降至 35～40 次/分，血压降至 60/40 mmHg 左右，紧急应用阿托品、麻黄碱等药物后，心率及血压才逐渐恢复正常。因此，术前应常规进行心电图检查，以排除基本的心脏疾患；对于有心动过缓、心律失常及传导阻滞等情况的病人，选择交感神经切断术要十分慎重。另外，胸交感神经链的走行与周围血管的关系比较密切，壁层胸膜下的血管亦十分丰富，如左胸交感神经干靠近胸主动脉、锁骨下动脉、迷走神经、胸导管等，右胸交感神经干贴近奇静脉及其分支，其表面往往有纵横交错的小静脉穿过。遇到较大的血管，术者往往较为谨慎，损伤的可能性比较小；但细小的血管常被忽略，如患者凝血时间存在异常，损伤的小血管就可能造成严重的后果。有报道术中出血的发生率为 0.4%，有少数病人需要中转开胸止血。因此，术前凝血时间的检查也是必不可少的。还有一点需要注意，如果用阿托品进行麻醉前呼吸道准备，再加上麻醉后血管扩张等原因，患者的手温会在交感神经切断之前即有明显升高，对术中神经离断的疗效判断会造成困难。因此，我们在术前常规应用 654-2 做气管插管准备。

四、胸交感神经切断(除)术的麻醉

交感神经切断术的麻醉处理与普通开胸手术基本相同，虽然多数患者因为年青而较少出现心肺功能异常，但术前充分的麻醉评估不可或缺。胸交感神经位于椎旁靠近纵隔，尤其是左侧交感神经，常因主动脉弓的原因而不易暴露，特别是体型矮胖者，心脏常呈横位且脂肪肥厚，神经的暴露更为困难。另外，手汗症患者多因合并其他部位多汗而选择切断不同位置的神经，一般为 $T_{2\text{-}5}$ 交感神经，手术的范围较广。因此，多数学者认为麻醉采用双腔气管插管单肺通气较为适合，此种方式既能保证术侧肺持续完全萎陷，以充分显露术野，又能维持病人的血氧及其他生命体征的稳定，而且能够同时完成双侧手术。而双腔气管导管单肺通气时，肺能否完全萎陷与两肺的隔离程度密切相关。有文献报道，在没有纤维支气管镜引导的情况下，左型管比右型管的隔离更为满意。因此，麻醉宜采用以左型管为主的双腔气管导管。

当然，也有不少学者在手术中采用单腔气管导管，同样取得了良好的麻醉效果。有报道在胸腔镜胸交感神经切除术中，单、双腔气管导管的应用除 SPO_2 有差别外，其余如心率、血压、动脉血氧分压(PaO_2)等指标均无明显差异。因此，胸腔镜交感神经切断时，单腔和双腔气管插管在保证手术视野的前提下，均能较好地维持术中患者的通气功能和生命体征。如果采用单腔管，为保证术侧良好的术野，在腔镜套管进入胸腔后，立即向胸腔内注入 1～2 L 的 CO_2 气体形成人工气胸，并通过屏幕观察肺萎陷情况。注入气体时要十分小心，密切注意生命体征变化，注入气体量在保证手术顺利操作的情况下尽可能要少，胸腔内的最大压力不要超过 15 mmHg，以避免纵隔高压引起不良后果。Cameron 报道因胸内注入高压 CO_2 后引起脑水肿 2 例，其中 1 例死亡，另 1 例留下严重后遗症。手术时麻醉师应适当减小潮气量并手控呼吸，使术侧肺组织尽可能处于萎陷状态并维持血氧饱和度等生命体征的稳定。如肺膨胀明显，可暂时停止通气 2～3 min，用腔镜肺耙适当挤压肺组织促使其萎陷；如血氧饱和度过低，可暂停手术，恢复通气，直到血氧饱和度正常后再继续操作。经与以往双腔气管插管手术病例相比较，应用单腔气管插管麻醉时，手术时间并无明显延长，且术后病人咽部及前胸部不适感明显减轻。因此，单腔气管插管+人工气胸的方式具有操作简单、创伤小、术中不影响术野、麻醉费用低等优点，尤其对于年龄较小、体形瘦弱、气管畸形或其他原因导致无法插入双腔气管导管的患者更加适合。

五、胸交感神经切断(除)术的手术操作

1. 体位　早期的胸腔镜下胸交感神经切断术，患者多采用标准的侧卧位，完成一侧手术后变换体位，重新消毒，再做另一侧，操作过程较为复杂。随着对该手术的不断探索及技术交流，目前大多数学者均采用平卧，上半身抬高30°～45°，双臂外展90°的体位(图8-2-2)。这种体位可以同时完成双侧手术，术中无须变换体位，操作简便。如果是仅行单侧交感神经切除或分次切除术，仍以侧卧位为佳。

2. 切口设计　交感神经切断术的切口选择不尽相同，但总的原则是在保证手术顺利完成的前提下尽可能减少切口数量及长度，同时切口的位置要兼顾美观。目前，手术主要有“单孔法”及“双孔法”两种，既往标准胸腔镜手术所需的三孔或四孔等方式，现已基本被放弃。

单孔法：于第2或3肋间腋中线或腋前线做一个1.0～1.5 cm切口，将10.5 mm的胸腔穿刺器刺入胸腔，5 mm胸腔镜镜头及电凝钩均从该穿刺套管中进入胸腔进行操作(图8-2-3)。

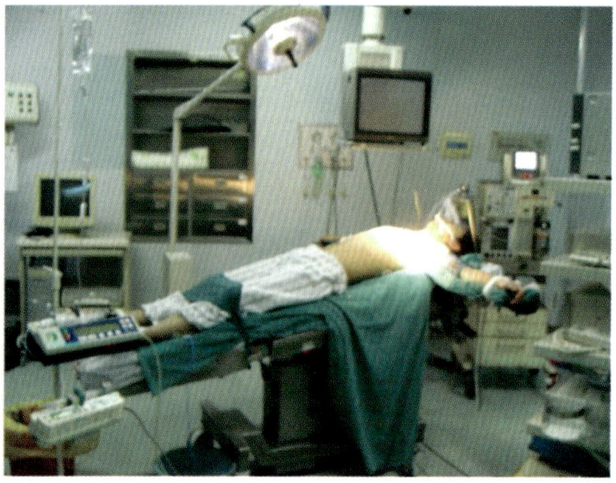

图8-2-2　手术体位

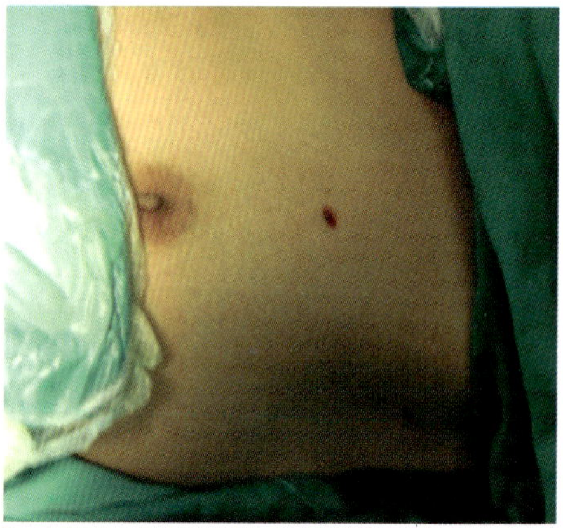

图8-2-3　单孔法手术切口

双孔法：常用5 mm穿刺器。2个套管切口分别选择在平胸骨角水平，胸大肌外侧缘或腋前线，一般为第3肋间和第3、4或5肋间腋中线，分别供电钩及胸腔镜进入。我们目前也采用双孔法手术，经过对文献的复习及手术实践，我们对切口的位置做了部分改进。第1个切口选择在锁骨中线第2肋间，切开皮肤后用小血管钳分离皮下组织及肋间肌肉，在穿透胸壁进入胸腔前，麻醉师拔下呼吸机套管，使术侧肺稍萎陷，然后穿透胸壁，将胸壁略撑开，让少许气体进入胸腔，刺入胸腔镜穿刺套管，避免损伤肺组织造成出血及漏气；同时无论是小血管钳还是腔镜穿刺套管，操作时均要在肋间隙中间且与胸壁垂直进入，避免损伤肋间血管及神经。两侧切口平行对称，尤其年青女性，切口尽可能在内衣吊带能掩盖的位置。腔镜还可选择更为细小的3 mm腔镜，这样手术切口更为细小，愈合后不留瘢

痕；即使有瘢痕体质的女性患者，小的瘢痕亦被内衣所掩盖。第 2 个切口选择在腋下偏前第 3 肋间，切口长 5 mm，供电凝钩进入。操作时要在屏幕监视下，明确穿刺位置，确定不会损伤肺、血管及神经后进行穿刺。同时腋下切口的切开及进入穿刺管时要注意避免损伤胸长神经，尤其腋中线切口更应如此（图 8-2-4）。

如为侧卧位，第 1 个切口通常在腋中线第 4、5 或 6 肋间做 5 mm 切口置入 5 mm胸腔镜，在腔镜监视下于第 3 或 4 肋间腋前线做 5 mm 切口为器械孔，置入套管并进入电凝钩进行操作。

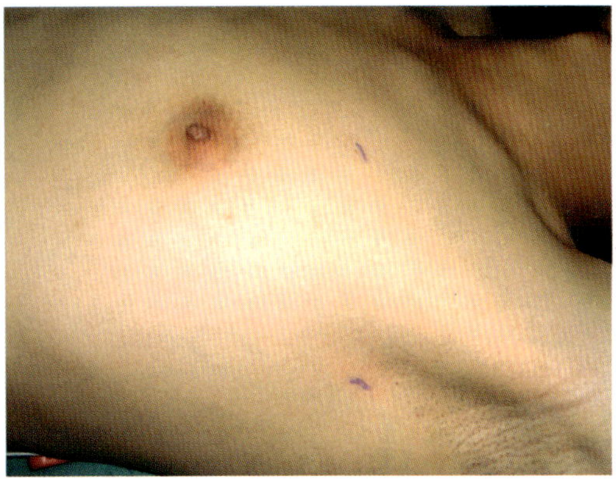

图 8-2-4　双孔法手术切口

3. 手术方法　术中切断（除）交感神经干的方法主要有以下几种：第 1 种方法是用内镜剪刀于交感干一侧剪开壁层胸膜后，钝性分离交感神经，用双极电凝处理交感神经节交通支后，在要切除的交感神经干的两端先用钛夹钳夹，然后在银夹中间剪断交感神经干，包括切除神经节。也有学者直接剪断拟切除部分神经干而无需应用钛夹。第 2 种方法是电烧灼方法，临床应用比较广泛。首先明确第 2 肋骨和交感神经链（图 8-2-5），用电凝钩切开交感神经一侧的壁层胸膜（图 8-2-6），解剖分离出神经干，用电凝钩直接烧断（图 8-2-7），将要切除的部分交感神经干包括神经节一起去除（图 8-2-8）。更多的医生是在确定拟切断的交感神经干后，在肋骨表面直接电凝切断而无须切除交感神经节，即所谓的切断术（图 8-2-9）。第 3 种方法是在拟手术的神经节段处，用电钩切开神经链旁边的壁层胸膜，将神经干与肋床分离，在 T_2、T_3 或 T_4 肋床处的胸交感神经干上各夹一枚 10 mm 钛夹。此手术方式主要是考虑，如果术后出现双手异常干燥甚至完全无汗、身体其他部位严重的代偿性多汗或霍纳综合征等情况，部分患者往往较术前更加难以忍受而后悔手术。此种情况下，可以在术后近期再次行腔镜手术取下钛夹，重新恢复交感神经的部分功能以缓解术后严重的不良反应。Lin 等的研究表明，取出夹闭神经的钛夹，可以使部分患者恢复神经的传导功能。但也有研究显示，交感神经链单纯夹闭疗效不稳定，术后手汗症状的复发率较高。可能的原因包括：Kuntz 纤维未阻断；交感神经链主干夹闭不确切，主要为局部粘连严重或脂肪较多的病人，其交感神经链往往相对较细并包埋在脂肪内，难以显露或显露不全，导致夹闭不全；钛夹夹闭的压力不够，Denny-Brown 报道钛夹压力超过 44 g 才能有效阻断交感神经冲动的传导，但目前测试此种钳夹压力尚无确切的方法。第 4 种方法为近年来刚出现的激光切除交感神经，所用的激光有准分子激光、CO_2 激光等。它的优点是无须分离胸膜和神经，避免因之带来的出血等并发症；能够精确地切除交感神经干，所需的能量远远少于电刀切除，避免电刀的高能量所导致的切除区域外的交感神经节甚至星状神经节受热凝固损伤，产生意外的并发症，如霍纳综合征等；简化手术过程，缩短手术时间，同时还能减少术后疼痛和避免神经瘤的形成。虽然至今激光切除胸交感神经的临床应用例数不多，但总的效果均令人满意，未发现有任何严重的并发症。

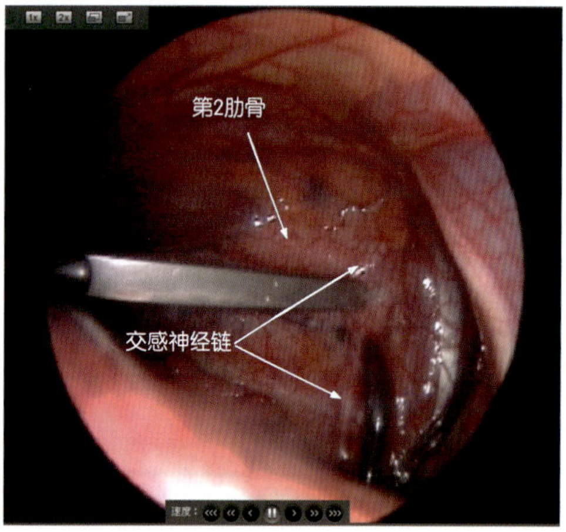

图 8-2-5 第 2 肋骨和交感神经链位置

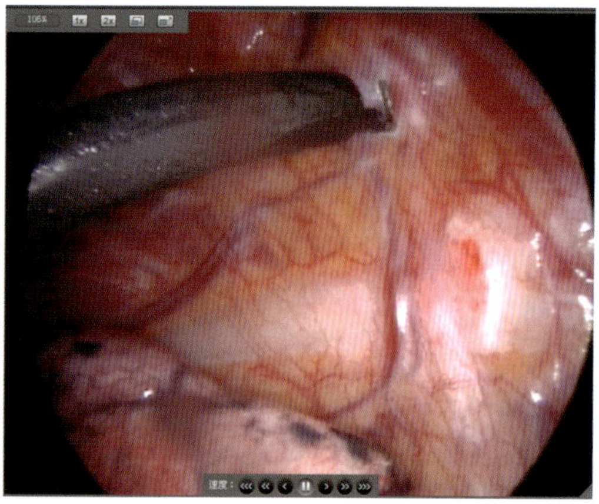

图 8-2-6 用电凝钩烧灼交感神经一侧胸膜

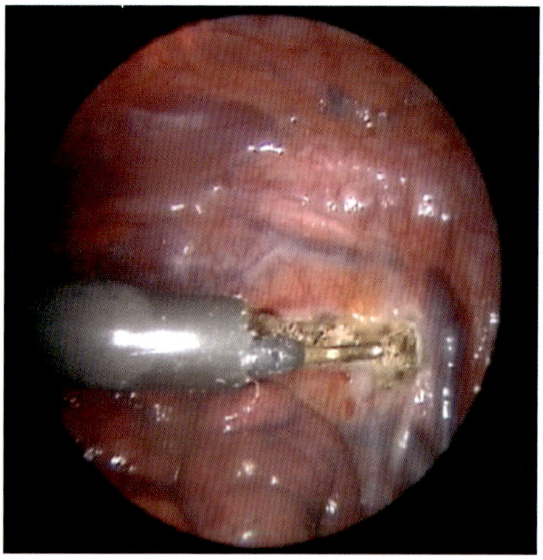

图 8-2-7 烧灼交感神经

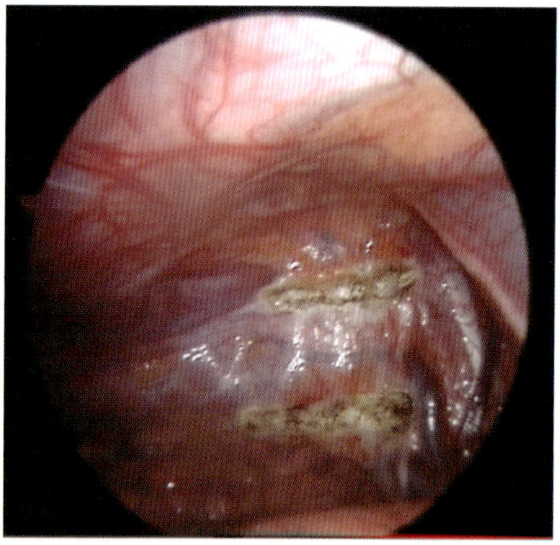

图 8-2-8 右侧 T_{2-3} 交感神经切断

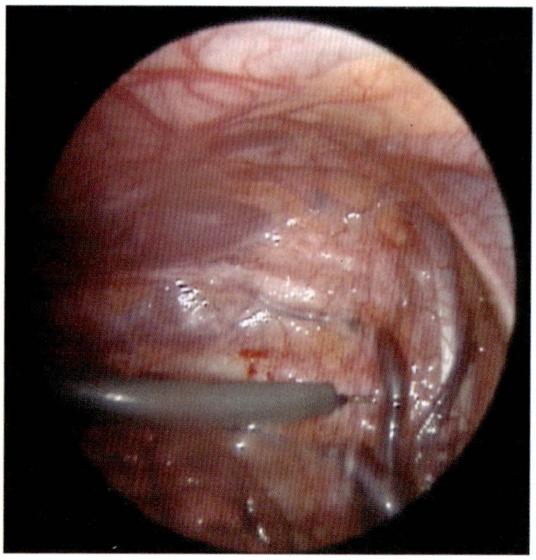

图 8-2-9 用电凝钩将交感神经压向肋骨表面烧灼

4. 胸交感神经的切断(除)范围　对于胸交感神经的切除范围,目前国内外的意见并不统一。有学者主张切除 T_2～T_4 交感神经节以及其间的节间纤维及交通支,即所谓的广泛性切除,认为此种手术方式,疗效确切且持续有效、复发率低;也有人认为,仅切除第 2 胸交感神经节(T_2)、切断其上下的交感神经干即能有效地治愈手汗症,同时又可以减轻额部与躯干的代偿性多汗,且大多数患者腋下多汗也明显减轻。Glaes 等认为仅电灼 T_2～T_4 交感神经节而保留其间的神经链就足够。解剖学显示上胸段脊髓发出的交感节前纤维以白交通支的形式进入交感干后,部分纤维在干内上行至星状神经节或其他颈神经节换元,再发出节后纤维支配头面、上肢及颈项部器官。所以国内有学者认为,用于手汗症的交感神经手术,只要切断上胸段交感神经链中的节间束即可,对于胸内的交感干神经节,切除非但没有意义,还会无谓地扩大去交感的范围,而交感神经的切除范围与术后代偿性多汗密切相关。Motoki 报道 T_2、T_3 神经节切除较单纯 T_2 神经节切除有较高的代偿性多汗发生,但术后手汗症状的复发率明显减低。目前,交感神经手术多采用折中办法:如果是单纯性手汗,可切除 T_2、T_3 交感神经节,或仅切断 T_2、T_3 交感神经干;如果腋窝出汗明显,再加做 T_4 切除或切断,术中要同时切断 Kuntz 纤维。有人建议在肋骨表面电灼的距离应在 5 cm 左右,使得烧灼形成"U"形。也有人认为向交感链外侧延伸切开达到 15～20 mm 就能保证切断所有旁路纤维。我们常规采用单纯胸交感神经干切断术,即根据病人双手出汗程度及术中具体情况,选择性切断 T_2～T_4 胸交感干,即节间束。此手术方式有如下优点:①手术中交感链切断位置选择在肋骨表面,电凝时以肋骨为支撑,既可保证完全切断交感干,又可避免伤及肋间血管及神经,一定程度上保证了手术的安全性;②手术效果明确,至今手术已逾百例,尚未发现术后复发者;③严重代偿性多汗发生率较低,仅 1 例病人在夏天温度较高时背部出汗明显。

5. 术中操作注意事项　胸腔镜进入胸腔后,首先要观察是否有胸膜粘连,如有粘连带可用电凝钩烧断。曾有在分离胸膜顶粘连时,因粘连索带血管断裂引起大出血的报道,因此粘连带的电凝烧灼要充分,避免遗留后患。

在单腔气管插管全麻下,进入胸腔镜后,可请麻醉医生暂时拔下气管导管套管,用腔镜肺耙向后下轻压肺组织,将肺内气体排出,使肺充分萎陷。手术过程中,上述操作可反复进行,同时麻醉医生应适当减少潮气量并手控呼吸,避免术侧肺膨胀,影响手术进程。手术成功的关键是对要切断或切除的交感神经干或神经节准确定位,手术效果不理想、术后复发或术后发生严重并发症如霍纳综合征的病例,很大程度上与术中定位不准确有关。约有 1/3 病例无法在胸腔镜直视下清楚地分辨胸交感神经干,尤其是较为肥胖的患者,肉眼分辨交感神经更加困难。交感神经干是在肋骨颈部和脊椎横突交界处,自胸膜顶直行向下且微突的白色条索状物,可用探条或电凝钩头在肋骨颈部内外滑移白色条索状物而感知;如仍不确定,可先将肋骨小头外侧肋胸膜电灼切断,然后用电凝钩将壁层胸膜挑起切开,再用电凝钩头仔细滑移条索状物即可确认。也可以通过电生理方法探查交感神经干,对可疑的交感干进行试验性刺激,如确为交感神经干,数分钟内同侧手指皮肤微血管循环流量会增加 50%以上,并同时伴有皮肤温度上升。一般情况下,肉眼所见胸顶最高位的肋骨为第 2 肋,第 1 肋常被脂肪组织覆盖无法显露,用腔镜探条轻轻碰触胸顶以探明第 1 肋的位置,进一步明确手术部位,避免交感神经切断位置过高而出现严重的并发症。

有时也可根据奇静脉弓或主动脉弓的位置来确定要切断的交感神经干的位置，通常奇静脉弓或主动脉弓水平位于第4胸椎处，亦即第4肋骨处，由此可确定手术部位。

交感神经干切断要彻底，并应切断相应的交感神经旁路纤维。术中监测手掌皮肤温度，并根据温度变化来判断交感神经切断与否。交感神经相应节段切断后，手温一般可上升2～3℃。有学者报道仅切断 T_2 交感神经干分支、主干未完全切断的病例，术毕多次测量手掌皮肤温度不升高，被迫再次气管插管手术。国内研究发现，切断交感神经主干后，不仅手掌皮肤温度立即上升，而且经彩色多普勒超声检查显示肱动脉内径增宽，血流量增多。因此，可以把手掌皮肤温度上升以及肱动脉内径增宽、血流量增多作为 T_2 交感神经主干切断的重要依据。少数情况下，即使交感神经干完全切断，仍有部分病例术后手汗症状复发，多数学者将之归因于Kuntz交感神经侧支的存在。因此，在切断交感神经干后，应常规沿肋骨向外，电灼部分肋胸膜，以切断可能的交感神经侧支，减少术后手汗症状的复发。

避免损伤重要的血管与神经。左右胸交感神经干靠近胸主动脉、奇静脉等重要血管及神经，一旦损伤，后果严重。曾有锁骨下动脉撕裂、严重臂丛神经损伤及胸导管损伤造成乳糜胸的报道。另外，交感神经干表面及邻近常有横跨或并行的血管，尤其是右侧交感神经周围静脉血管较多，因此术中操作时应十分谨慎。我们的体会是，如无横跨交感神经的血管或仅有较为细小的静脉且数量不多，可在肋骨中间直接电凝，将交感神经完全切断，同时电凝小血管止血。如在神经干附近有较多或较粗的血管，可选择靠近神经干一侧的无血管区域或稍远离神经干的肋骨表面区域，电灼切开壁层胸膜，然后用电凝钩挑起壁层胸膜向交感神经侧电灼，将隐约可见的神经干用电凝钩挑出并电灼切断；或者在肋骨中间，神经干的一侧，紧贴神经干，用电凝钩头稍用力将神经干向另一侧推移，避开血管后电灼，边电灼边旋转，也可挑出神经干并烧断。一旦有血管出血，可用电凝钩弯钝处轻轻电凝止血或用内镜钳钳夹电凝，也可用钛夹夹闭止血，切忌用电凝钩尖端去电凝止血，以避免电凝过深，造成更大出血。术中操作要轻巧，所有操作要在肋骨表面处进行，因 T_2～T_5 交感神经节最常出现在相应肋间隙水平，节间束则位于肋骨水平，旁路纤维最常出现在第2肋骨水平，所以在肋骨水平操作，可有效避免伤及肋间血管及神经，保证手术的安全性。

电灼 T_2 时应尽可能远离第2肋骨上缘，同时电灼要迅速，以免热能沿神经传导损伤星状神经节。另外，在上胸段交感神经链的内侧，还有一些由交感神经节发出并沿椎体前外侧斜向内下走行的神经纤维，是形成心丛、肺丛等支配胸内器官的交感节后纤维。因此，在较高水平切断交感干后不要向交感链内侧过多延伸，以避免损伤这些神经分支；尤其在 T_2 水平切断左侧交感干后，容易出现心率变慢及血压下降，如不及时处理有可能导致严重后果。因此，在切断交感神经干前后，尤其切断左侧交感干后，要特别注意心率及血压的变化，并准备好急救药品，以防意外情况发生。

手术完成后，确认手温达到要求，由器械操作孔置入一根普通导尿管，导尿管外接负压吸引器，将胸腔内气体吸出（图8-2-10）。同时请麻醉医生吸痰膨肺，肺叶膨胀的情况可在电视屏幕上清晰显示。胸腔内气体充分排出，肺叶完全膨胀后，拔除胸腔镜套管及导尿管，无须放置胸腔引流，皮下用小针细丝线缝合1针，皮肤切口用无菌敷贴拉紧覆盖。对侧手术完毕后重复上述操作。术毕拔除气管导管前常规触、听诊，明确是否有皮下气肿及

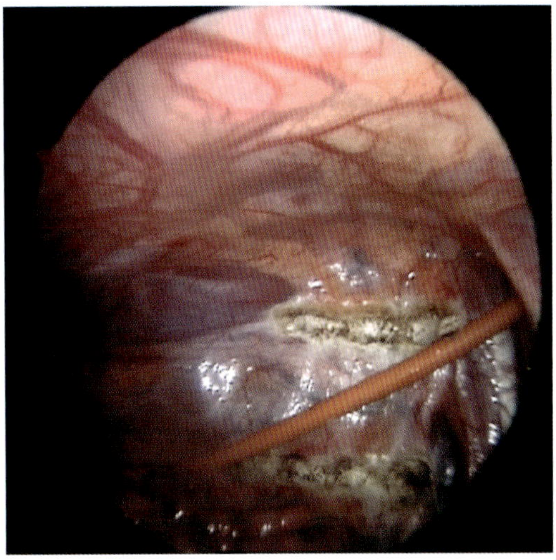

图 8-2-10　置入尿管吸气膨肺

双侧呼吸音情况，有条件时或有出血、气胸等可疑情况时，根据需要进行心电监护及床边胸部 X 线检查。

6. 交感神经切断（除）术的术后并发症

（1）代偿性多汗　代偿性多汗是交感神经切断术后最常见的并发症。因患病人群的地理分布、人种差异、调查时的季节以及患者生活、工作环境的温度与湿度均不相同，代偿性多汗的发生率有较大的差异，多数报道在 20%～98.5%之间，严重代偿性多汗的发生率为 1.2%～10%。也有术后未见代偿性多汗发生的报道。代偿性多汗的部位大多发生于躯干，以前胸、后背及大腿内侧多见。多数患者症状轻微，对日常生活的影响并不明显；随着时间的增加，代偿性多汗会逐渐减轻或缓解。至于发生代偿性多汗的机制，至今仍不清楚，多数学者认为与交感神经切除的范围有关，主张缩小交感神经切断（除）的范围，仅切除 T_2 交感神经节或切断 T_2 交感神经干即可达到治愈手汗症的目的，同时还能够减少术后代偿性多汗的发生。也有人认为从幼年即出现手汗症状的患者术后较少出现代偿性多汗，而原来全身出汗较多的病人，术后容易并发代偿性多汗而且程度都比较重，因此主张行交感神经干钛夹夹闭术；如果遇到术后严重代偿性多汗的患者，可再次手术取出钛夹，恢复交感神经的功能。

（2）霍纳综合征　是最严重的并发症，由于星状神经节受到损伤导致的一侧瞳孔缩小，颜面无汗，眼睑下垂，发生率为 0～3.5%。支配眼部的交感神经主要来自于脊髓 T_1 段，节前纤维分出白交通支进入星状神经节，沿交感链上行到颈上节换元后支配靶器官。只要不损伤来自 T_1 脊神经的白交通支及其以上部分的交感神经链（节），理论上就可避免眼睑下垂的发生。但有学者研究发现，星状神经节的位置变化较大，大部分位于第 2 肋骨上缘以上，星状节下缘低于第 2 肋骨上缘的几率约 33.3%，因此在第 2 肋骨上缘切断交感神经链时，可能会损伤部分星状神经节，但一般不引起霍纳综合征中的眼部症状，这一点也已被临床所证实。因此，电凝切断交感神经干时，速度尽可能要快，且切断后不要再去向上电凝回缩的神经干断端，以免热传导损伤星状神经节。

（3）气胸　术后气胸并不多见，多数报道与术中分离胸膜粘连或术中不慎损伤脏层胸膜有关，亦可能是术后胸腔内气体未完全排净的原因，一般程度并不重。如无继续漏气，胸腔内气体可自行吸收，无须处理；如有持续漏气，可放置细管行闭式引流，1～2 天即可治愈，基本不影响住院时间。

（4）双手及头面颈部干燥　术后 25%的患者感到手干，一般在几个月后得到改善。但少部分患者在寒冷季节手部干燥明显，皮肤粗糙，有时有皲裂现象；完全无汗的患者少见。另有一部分病人术后觉胸部乳头以上干燥无汗，尤其在运动后，身体其他部位正常排汗散热，而头面部及颈部因不排汗无法有效散热，患者有头晕、闷胀感。

(5)其他少见并发症　术后背部或上肢隐痛，可能电凝时影响肋间神经背支或臂丛神经有关；胸部及上肢麻木，少数病人可持续 1 年以上；其他偶见并发症如手肿、疲劳、失眠等。

7. 交感神经切断(除)术的术后复发率及远期疗效　经胸腔镜胸交感神经切断(除)术治疗手汗症的效果目前已得到国内外学者的一致认同，其有效率超过 95%，甚至达 100%。大多数患者术后双手出汗症状会立即缓解，效果显著，部分病人出汗程度会逐渐减轻，只有极少部分病人术后症状改善不明显。Takeshi 总结了 7 017 例多汗症病人，其中 6 777 例手汗及腋汗患者，术后满意及较满意的占 97.7%，7 例病人无效。但是，随着时间的延长，特别是合并有代偿性多汗、手干等术后并发症的患者，术后长期的满意度有所下降。Herbst 报道 270 例 480 侧手术，98.1%的病人在术后或术后数天内，双手出汗症状明显减轻，患者较为满意；1.9%的病人手术效果不佳，患者对手术的结果不满意。经过平均 16.4 年(9 个月～27.1 年)的长期随访后，患者的满意度降至 93.3%，不满意者升至 6.7%，但统计学上并无差异。

交感神经切断术后，少部分患者会出现手汗症状复发，多在术后 1 年内出现，3 年后复发者明显减少，复发率为 0～16%。有些患者的复发症状并不严重，可能与被切断的交感神经纤维再生有关，无须再行外科手术治疗。而多数复发的病例与术中交感神经切断不充分，如 Kunts 纤维未切断或切断位置不当有关，再次手术治疗仍可取得满意的疗效。

参考文献

高明见. 2002. 儿童手汗症的微侵袭疗法[J]. 中国微侵袭外科杂志，7(4)：245～252

刘彦国，石献忠，于恩华等. 2005. 上胸段交感神经链切断手术的应用解剖研究[J]. 中华胸心血管外科杂志，21(2)：75～77

楼小侃，严美娟，葛云芬等. 2004. 单双腔插管对胸腔镜下交感神经切除的血气对比[J]. 实用医学杂志，20(12)：1 379～1 381

齐柏，董宇翔，齐兵等. 2002. 针刺配合中药治疗原发性多汗症 45 例疗效观察[J]. 中国社区医师，18(24)：35～36

颜松龄，姜杰，黄孕西等. 2004. 胸交感神经节切除数目与手汗症疗效关系探讨[J]. 腹腔镜外科杂志，9(3)：189～190

Adler OB，Engel A，Rosenberger A，et al. 1990. Palmar hyperhidrosis CT guided chemical percutaneous thoracic sympathectomy[J]. Rofo Fortschr &b Rontgenstr Nellen Bildgeb Uerfahr，153(4)：400～403

Ahn SS，Wieslander CK，Ro KM. 2000. Current developments in thoracoscopic sympathyec- tomy [J]. Ann Vase Surg，14：415～420

Cameron AE. 1998. Complications of endoscopic sympathectomy[J]. EurJ Surg Suppl，580：33～35

Chung HI，Oh CS，Koh KS，et al. 2002. Anatomic variations of the T_2 nerve Root (including the nerve of Kuntz) and their implications forsympathectomy[J]. J Thorac Cardiovasc Surg, 123: 498～501

Claes G, Drott C, Gothberg G. 1993. Thoracoscopy for autonomic disorders[J]. Ann Thorac Surg, 6(1): 715～716

Denny-Brown D, Brenner C. 1944. Lesion in peripheral nerve resulting from compression by spring clips[J]. Arch Neurol Psychiat, 52: 1～19

Fujita M, Mann T, Mann O, et al. 2001. Use of nerve blocks for botulinum toxin treatment of palmar plantar hyperhidrosis[J]. J Am Acad Dermatol, 45: 587～589

Gossot D, Kabiri H, Caliandro R, et al. 2001. Early complications of thoracic endoscopic sympathectomy: a prospective study of 940 procedures[J]. Ann Thorac Surg, 71(4): 1 116～1 119

Herbst F, Plas EG, Fugger R, et al. 1994. Endoscopic thoracic sympathectomy for primary hyperhidrosis of the upper limbs. A critical analysis and long-term results of 480 operations[J]. Ann Surg, 220(1): 86～90

Kopelman D, Hashmonai M, Ehienieich M, et al. 1996. Upper dorsal thomcoscopic sympathectomy for palmar hyperhidrosis: unproved intermediate-term results. J Vase Surg, 24(8): 194～199

Lai YT, Yang LH, Chio CC, et al. 1997. Complications in patients with palmar hyperhidrosis treated with transthoracic endoscopic sympathectomy[J]. Neurosurgery, 41: 110～114

Lee KS, Chuang CL, Lin CL, et al. 2004. Percutaneous CT-guided chemical thoracic sympathectomy for patients with palmar hyperhidrosis after transthoracic endoscopic sympathectomy[J]. Surg Neurol, 62(6): 501～505

Lin C-C, Mo L-R, Hwang M-H, et al. Intraoperative cardiac arrest: a rare complication of T2～3 sympathicotomy for treatment of hyperhidrosis palmaris[J]. Eur J Surg. 160 (572): 43～45

Lin TS, Huang LC, Wang NP, et al. 2001. Video-assisted thoracoscopic T_2 sympathetic block by clipping fox palmar hyperhidrosis: analysis of 52 cases[J]. J Laparoendosc Adv Surg, 11: 59～62

Motoki Yano, Masanobu Kiriyama, Ichiro Fukai, et al. 2005. Endoscopic thoracic sympathectomy for palmar hyperhidrosis: Efficacy of T_2 and T_3 ganglion resection[J]. Surgery, 138(1): 40～45

Ramsaroop L, Partab P, Singh B, et al. 2001. Thoracic origin of a sympathetic supply to the upper limb: the "nerve of Kuntz" revisited[J]. J Anat, 199: 675～682

Ro KM, Cantor RM, Lange KL, et al. 2002. Palmar hyperhidrosis: evidence of genetic transmission[J]. J Vasc Surg, 35: 382～386

Strutton DR, Kowalski JW, Glaser DA, et al. 2004. US prevalence of hyperhidrosis and impact on individuals with axillary hyperhidrosis: Results from a national survey[J]. J

Am Acad Dermatol,51(2):241～248

Swartling C,Naver H,Pihl-Lundinl,et al. 2004. Sweat gland morphology and periglandular innervation in essential palmar hyperhidrosis before and after treatment with intradermal botulinum toxin[J]. J Am Acad Dermatol,51(5):739～745

Takeshi Ueyama,Keishi Ueyama,Katsushi Ueyama,et al. 2004. Thoracoscopic Sympathetic Surgery for Hand Sweating[J]. Ann Thorac Candiovasc Surg,10(1):4～8

Telaranta T. 2003. Reconstruction of the sympathetic endoscopically post ETS[J]. Clin Autom Res,13:150

Thomas I,Brown J,Vafaie J,et al. 2004. Palmoplantar hyperhidrosis:a therapeutic challenge[J]. Am Fam Physician,69(5):1 117～1 120

Wang YC,Wei SH,Sun MH,et al. 2002. A new mode of percutaneous upper thoracic phenol sympathicolysis:report of 50 cases[J]. Neurosurgery,51(2):519～520

第九章　射频消融术在肺癌治疗中的应用

第一节　概　　述

一、历史

肺癌目前已成为肿瘤相关死亡的首要因素，其中非小细胞肺癌占肺癌总数的80%，全肺或肺叶切除加淋巴结清扫是治疗早期非小细胞肺癌的金标准。然而外科治疗肺癌遭遇瓶颈，主要原因是：①原发肺癌适合手术的不到35%（Ginsberg）；②在早期肺癌治疗领域，Ⅰ期和Ⅱ期肺癌的治疗外科手术仍为首选，其中以胸腔镜肺叶切除标志着技术进步，但外科手术不再是一枝独秀。分析证实，14.1%～15.7%的早期肺癌病人因肺功能较差或存在其他系统的并发症而缺乏手术指征；而在75岁以上患者中，这一比例增加到30.4%，对于此类病人通常采用放疗或化疗，但是效果较差。局部并发症，如放射性肺炎、肺纤维化及食管炎也会限制治疗效果。近年来出现的立体定向消融术、微波消融术以及射频消融术（radiofrequency ablation，RFA）等，都是针对肿瘤的局部治疗，有着较好的临床应用前景。

RFA是局部热疗的手段之一。20世纪早期，Beer和Clark开始使用射频消融来热凝固坏死治疗肿瘤，早期使用单极电针，每次消融损毁的最大体积仅1.6 cm^3。90年代中期，意大利Arderson等研制出集束电极射频装置，应用于肝癌的治疗。1990年，美国McGahan和Rossi首先报道了靶向性射频消融治疗仪对肝肿瘤的治疗，从此此技术迅速在临床得到普及。RFA在不可切除的肝肿瘤治疗中取得良好的效果，并渐渐用于其他实体肿瘤的治疗。

2000年，RFA首次用于治疗肺癌。预计到2010年，每年用RFA治疗肺癌的例数将超过150 000例，显示了此技术乐观的临床前景。然而目前仍存在很多问题，如病人的筛选、RFA技术、肺肿瘤消融的效率以及后续的放化疗和生存率问题。本文回顾了RFA在原发癌和转移性肺癌的应用，重点针对RFA技术、病人筛选、RFA并发症以及治疗效果的评定进行讨论。

RFA主要用于边缘状态（高危）肺癌的治疗，对Ⅰ期原发肺癌似能达到手术同等效果，但对淋巴结无法处理，所以在更高分期中只能作为原发灶局部治疗的选择之一。

RFA 治疗肺转移癌更合理,尤适于可能多次转移需反复手术治疗的病例,既避免了开胸之苦,又保留了肺功能。

二、RFA 原理和仪器设备

PRA 的原理是利用高频波使目标蛋白受热变形达到治疗目的。通过交流电提供射频能量,在肿瘤组织内部放置电极,形成电压梯度,在患者皮肤表面放置分散电极。电流由电极针发出,导致组织中的离子和极性大分子振荡撞击,摩擦发热,局部达到特定的温度,可以引起肿瘤细胞不可修复损伤。在凝固灭活肿瘤组织的同时,可使肿瘤组织与周围正常组织间形成 0.5～1.0 cm 厚的凝固带,切断肿瘤血供并防止肿瘤转移。

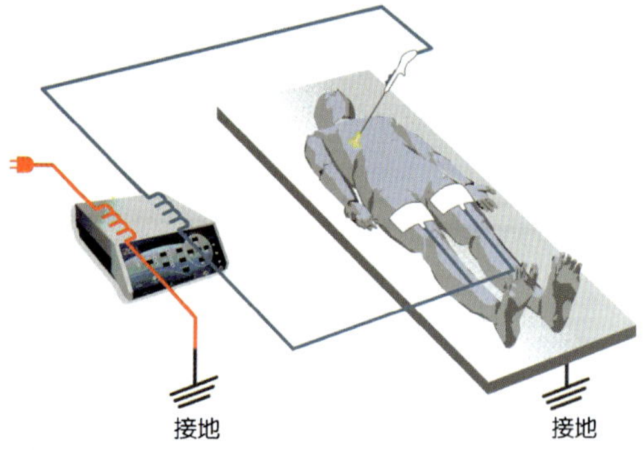

图 9-1-1 RFA 原理—电流回路图

射频消融系统由 3 个主要部件(图 9-1-1):①主机;②置入肿瘤的主动电极;③贴在患者大腿上的体外电极(电极板)。射频能量经主机发出,经由体内电极、人体,然后经体外电极回到主机形成回路,粒子在组织内振动,摩擦生热,随着组织内温度的增高,当达到 60℃以上时,蛋白出现变性和凝固性坏死,细胞就会随之死亡(表 2,图 9-1-2)。

表 2　温度与时间对组织的影响

温度(℃)	细胞损伤
<40	没有明显的细胞损伤
40～49	可逆的细胞损伤
49～70	不可逆的细胞损伤(变性)
70～100	凝固(胶原转化为糖原)
100～200	干燥(细胞内外的水分被蒸发)
>200	碳化

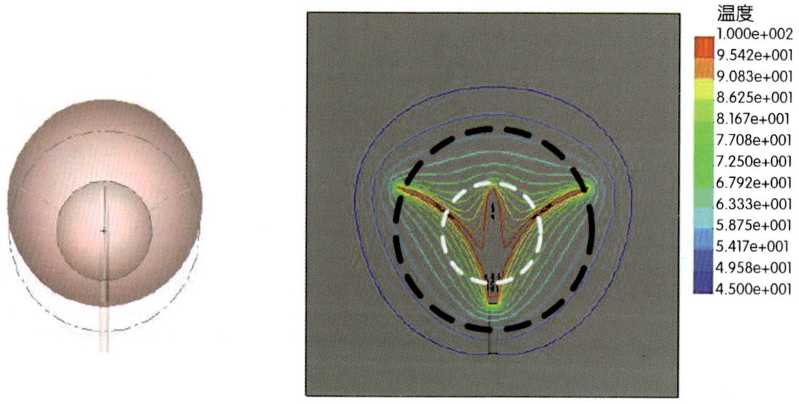

图 9-1-2 射频消融过程中的温度模型

目前世界上已有三套 RFA 系统在临床上用于治疗肺肿瘤，RadioTherapeutics (Boston Scientific, Boston, MA) 和 Radionics (Burlington, MA)。RFA 系统在提供消融能量的同时监测组织抵抗力或阻抗，在对组织进行加热的同时，组织阻抗会增加；当组织阻抗下降时（"roll-off"），提示组织完全坏死，此时停止消融。RITA Medical Systems (Mountain View, California)在消融过程中监测消融组织的温度，当温度达到预设温度时，停止消融。

三、动物实验

RFA 最多的经验来自于肝肿瘤的应用，不论是用于手术的辅助治疗还是主要治疗，因为较低的并发症发生率，RFA 已经较多地替代了其他微创治疗方法。一项更大的、国际性多中心参与的关于 2 320 例经皮穿刺肝恶性肿瘤 RFA 研究，仅报告了 0.3%的死亡率和 7.1%的并发症发生率。世界上几个医疗中心已经发表了关于 RFA 治疗肺癌的报道，这些论文主要论述了 RFA 治疗肺癌的安全性和可行性。

目前已经有多个医疗中心建立了动物模型来研究 RFA 治疗肺部肿瘤的可行性，并且了解了治疗人体的各项参数。在 Goldberg 等的兔子肺癌动物模型研究中，用 RFA 对一只兔子身上 11 个肿瘤中的 7 处进行了 6 分钟 90℃的高温治疗，其他的 4 个肿瘤作为对照未予治疗。作者记录到了 CT 结果显示的射频后肿瘤凝固坏死的证据，环绕肿瘤的凝结坏死物质增加了包裹损害处的不透明性，随之而来的是暂时的与空泡数保持一致的中央组织稀薄化。组织学分析表明尽管有些兔子(43%)肿瘤的外围还有残余的肿瘤组织，至少 95%的肿瘤结节已坏死。气胸是与此有关的唯一并发症，其发生率在经过治疗的兔子身上是 29%，在参照对象身上是 25%。另一项研究中，Miao 等通过 VX2 肉瘤种植制作 18 只兔子肺癌动物模型(治疗 12 只，6 只作为对照)，治疗组用冷冻电极对受损部位进行 60 秒的 RFA 治疗，33%的试验对象肿瘤得到了根除，41.6%的局部复发，但都存活超过 3 个月。从病理组织学的评估中，被消融的病灶处仍然保留基本的组织结构，消融灶坏死很明显。在正常相邻的肺中可见环绕性水肿和炎症反应。经过 1～3 个月治疗后，消融的肿瘤成为凝固坏死的微缩性结节并为纤维素包绕(图 9-1-3)。这些随时间推移的消融灶变化现象是评价消融治疗反应的一个重要标准。

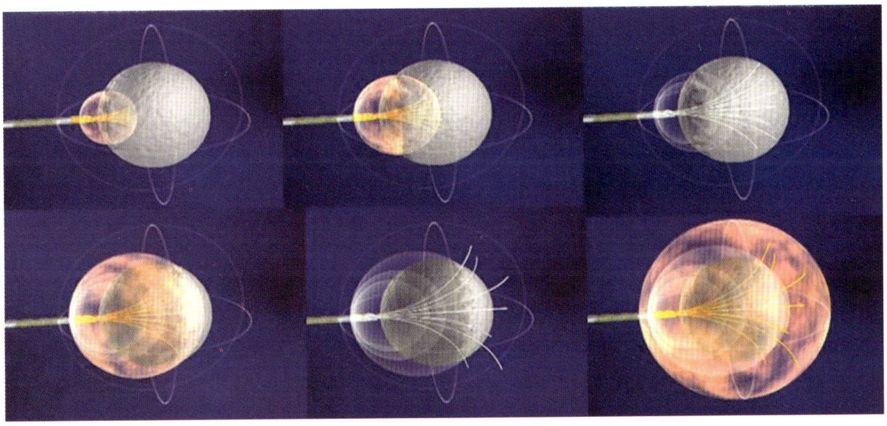

图 9-1-3　RITA RFA 热消融灶形成示意图

在最近的一项研究中，Harkan 等建立了家兔胸部肿瘤模型，以 RFA 联合放疗治疗，其生存率明显高于单纯 RFA 或放疗治疗。

第二节　射频消融的路径和操作技术

一、肺部肿瘤射频消融的路径

1. 开胸　此路径适合于靠近肺门肿瘤，也可以作为开胸探查的补救治疗措施，缺点是创伤大。

2. 经皮由 CT/B 超定位引导穿刺　此路径适合于较表浅肿瘤，其优点是创伤小，定位准确。仅有少部分患者因气胸、血胸需外科处理。

3. 胸腔镜　此路径创伤小、安全，还可以发现亚临床小病灶，可能是一种有前途的方法。

最初 RFA 是用在开胸手术后，尽管这种方法效果最好，但是很少有病人采用。大多数开胸后就会实行外科肺叶切除手术。有些情况例外，就是当患者有多个肿瘤时，部分通过切除治疗，部分通过 RFA 治疗。尽管电视胸腔镜曾被认为是 RFA 可行的一种方法，但是要想将穿刺针较理想地放置在肿瘤中，对于萎陷后的肺组织来说仍然非常困难。

最常用的肺 RFA 施行方法是 CT 定位导引下经皮穿刺技术。CT 定位导引下经皮穿刺 RFA 可以采用全麻或局麻。全麻下可以更从容而保险地进行穿刺、消融和活检；另外，具有严重心肺并发症的患者很难在清醒或者有意识的状态下较长时间保持平躺以便操作。CT 定位导引下经皮穿刺 RFA 时患者的体位非常关键。作者认为，让患者保持在适合穿刺时经过最少肺组织且进针距离最短的体位最好，这样可以降低出血和漏气的风险。合适的体位对于 CT 能完全准确清晰地显示穿刺针也同样重要。对于一次设置、穿刺消融尽可能多的病灶还存在争议，一般认为，一次穿刺设置消融超过 2～3 个病灶是不可取的。

二、具体步骤

1. CT 下测量好进针角度和深度。
2. 应用普通针头或/和胸腔穿刺针麻醉和试穿，确定进入肿瘤中心的路径。
3. 射频消融电极针沿路径进入肿瘤，针展 2 cm 固定。
4. 使用 CT 再次确认。
5. 开始消融。
6. 一旦电极丝进入正常肺组织，则很难达到 90℃。

三、消融实例(图 9-2-1～3)

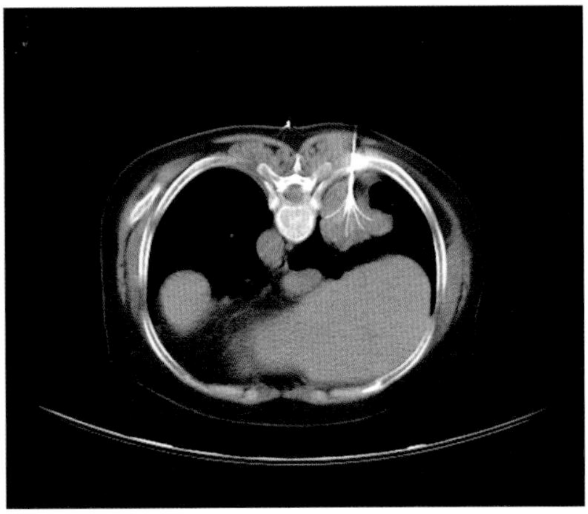

图 9-2-1　CT 定位下将穿刺针置入肿瘤中心

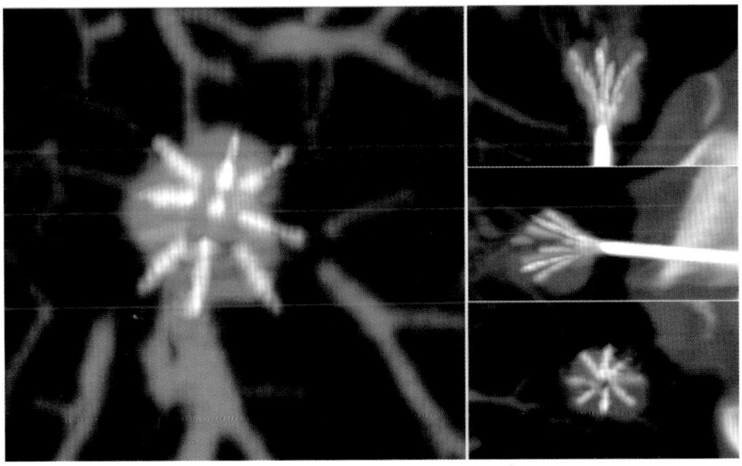

图 9-2-2　CT 三维重建示穿刺针位置良好

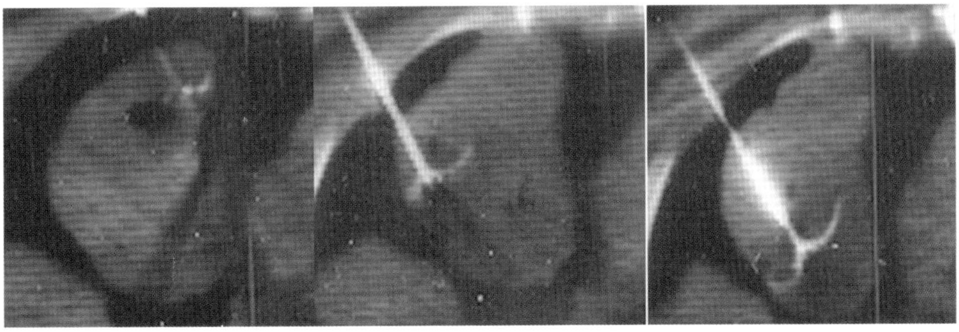

图 9-2-3　对肿瘤进行分区消融

四、适应证

许多学者在 RFA 的治疗指征方面进行了探讨和研究（表 3），目前的共识是 RFA 可以对原发性肺肿瘤有着良好的治疗效果。表 3 中这些病人中部分拒绝手术，部分由于肺储备功能不充足、存在严重的并存症以及多原发肿瘤而缺少手术指征。RFA 对直径>5 cm 或侵及纵隔的肿瘤效果较差。RFA 还可以治疗已进行终末放疗和化疗，但还存在实体肿瘤的晚期患者，和进行过肺切除、局部又出现孤立结节的患者。RFA 治疗肺转移瘤更合理，尤适于可能多次转移需反复手术治疗的病例，既避免了开胸之苦，又保留肺功能。de Baère T 在 RFA 后 3～5 周内对 47 例病人进行肺功能测定，FEV_1（2.2 L±0.74 L 与 2.2 L±0.8 L，$P=0.65$）和肺活量（2.9 L±1.4 L 与 2.9 L±1.3 L，$P=0.93$）在治疗前后并无统计学差别。作者认为 RFA 不会造成肺功能的明显改变，因此可以对肺功能较差的病人进行 RFA，但作者并没有给出一个下限值。在研究中，FEV_1>1 L 的患者效果更好。作为手术的辅助，RFA 可以治疗局限于胸腔的疾病和转移性病灶，与原发性肺癌一样，RFA 同样适合那些不能耐受手术切除的肺内转移瘤的患者。在很多情况下，完全切除所有的肺部转移灶是不可能的，这时 RFA 就可以作为术中辅助治疗方式。作者认为当肿瘤侵及邻近肺叶的时候，为了尽可能地保存肺组织，应用 RFA 处理，可以避免了更多的肺叶切除甚至全肺切除术。

表 3　RFA 病人及肿瘤类型

作者	原发肺肿瘤	肺转移瘤	治疗组织平均大小（cm）
S. Rossi	15	16	22±8
Christophe L	10	0	3.0±0.5
Caroline J	75	57	2.7±0.5
Takao Hiraki	30	112	—
de Baère T	9	51	—
Yoshifumi	30	33	2.5±1.2
Takao Hiraki	24	104	—
Koji Kishi1	6	3	—

Abbas G 认为，适应证包括：①Ⅰ期或Ⅱa 期 NSCLC，不能施行手术患者；②NSCLC Ⅲb 期（同一肺叶有转移）或者Ⅳ期（其他肺叶有转移或对侧肺转移），不能施行手术患者；③Ⅲa 期或Ⅳ期标准治疗后存在单独肺结节；④肺转移瘤，无论原发肿瘤是否得到有效控制，不能施行手术患者；⑤肿瘤不大于 5 cm。

五、禁忌证

1. 肿瘤侵及肺门或大血管。
2. 恶性胸腔积液。
3. 肺动脉高压。
4. 单叶肺中 3 个以上肿瘤病灶。

5. 肿瘤直径大于 5 cm。

六、RFA 并发症

大部分的 PC RFA 可以在门诊安全进行，然而还存在许多操作过程中及晚期并发症。尽管应用了镇痛药和镇静药，Thierry de Baère 报道 29%的病人还会出现疼痛，其中 3%因难以忍受疼痛而中止操作，另有 5 例病人因咳嗽中止操作。所有这些病例都发生于 RFA 能量高于 100 W 后。气胸在消融过程中很常见(表 4)，大多数可以进行适当的治疗。中心型肿瘤比周围型肿瘤更容易并发气胸，小部分较严重气胸患者需要进行吸引或引流。

发热和胸痛在 RFA 后的第一周很常见。其他较常见的并发症包括皮下气肿(11%)、咯血(3%～5%)、胸腔积液(7%～50%)、肺脓肿(22%)、肺炎(4%～66%)和胸膜炎。

RFA 后死亡的病例鲜有报道，发生率为 0～5.5%。Caroline J 报道的 6 例(3.9%)死亡中，4 例与操作有关，其中 1 例为右全肺切除后进行左侧 RFA，并发严重气胸，出现呼吸困难，继发心衰。所有的 4 例死亡病人均有冠状动脉疾病，2 例为肿瘤进展死亡。

表 4　　RFA 后气胸发生率

作　者	立即发生(%)	延期发生(%)	需要治疗(%)
S. Rossi	5	0	0
Caroline J	28.4	0	10.4
Takao Hiraki	117	0	11
de Baère T	54	0	12
Yoshifumi	25	0	0
Takao Hiraki	33.3	0	1

第三节　影像学和组织学反应

一、影像学反应

RFA 后立即进行普通 CT 可以看到 RFA 后的连续变化。烧灼区域显示了低密度影(以 HU 测量)，肿瘤组织包含于 GGA(图 9-3-1)之间。RFA 后立即进行增强 CT，显示消融区域呈现非增强区、密度下降，出现中心损害泡和毛玻璃样不透明外膜。然而没有一个标准来测量 RFA 后的治疗反应。许多医生仅仅选择进行普通 CT 扫描，而其他医生则依赖于增强 CT、测量 HU 密度、PET，因而从其中解读治疗反应率异常困难(表 5)。基于各种影像方法，治疗反应率波动于 38%～100%之间。

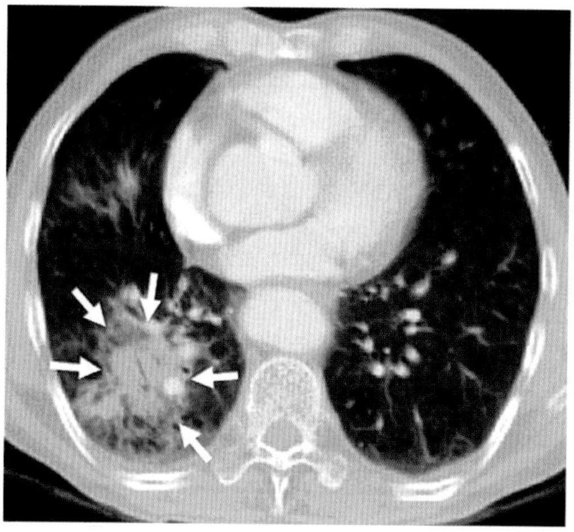

图 9-3-1 RFA 后立即行普通 CT，显示消融区域呈毛玻璃样影（箭头所示）

表 5 **RFA 后随访方式**

作 者	CT	PET
Fernando	4～6 周，每 3 个月	1 周；1，3，每 3 个月
vanSonnenberg	2 个月	—
S. Rossi	1，3，24 个月	—
CarolineJ	4 周；3，6～12，18～24 个月	—
de Baère T	2，4，6，9，12，24 个月	—
Takao Hiraki	3～6 个月	—
Koji Kishi1	1 周；1，3，6，9，12 个月	3～6 个月

二、组织学反应

回顾一系列的临床资料，鲜有作者从组织学上确定肿瘤完全坏死，仅仅少部分作者在 RFA 后进行活组织检查。Takao Hiraki 认为活检是侵袭性检查，并容易造成气胸、血胸及气体栓塞，因此不宜应用于随访。而且，考虑到治疗后的肿瘤常常在局部区域进展，活检标本仅代表了肿瘤的一个很局限的区域，可能会得到较高的假阳性率（表 6）。

表 6 **肿瘤大小及治疗应答**

作 者	大小(cm)	反应率(%)		*P* 值
S. Rossi	<3	100	30/30	<0.01
	≥3	50	3/6	
Takao Hiraki	<3	40	61/154	<0.01
	≥3	44	83/188	

三、生存数据

关于 RFA 对患者生存率的影响很难计算，这是因为大多数研究者只对小部分病人短时间随访(<1 年),而大多数文献随访重点是合并转移的肺外疾病进展情况。因此,以 RFA 治疗原发性肿瘤要求更为细节性的研究,以便提供关于局部复发和生存率的更精确数据(表 7)。

表 7　　患者的生存率

作者	平均随访时间	进展率(%)		平均生存时间		死亡率(%)	
Fernando	14 个月	6/18 (33.3)		20.1 个月		1/18(5.6)	
S. Rossi	24 个月	5/36(13.9)				12/31(38.7)	
CarolineJ		<3 cm	>3 cm	1 期 NSCLC	4 期 NSCLC	1 期 NSCLC	4 期 NSCLC
	1 年	(17%)	(55%)	29 个月	12 个月	22	30
	2 年	(34%)	(75%)			43	46
	3 年	(43%)	(75%)			64	56
	4 年	(53%)	(75%)			73	56
	5 年	(53%)	(75%)			73	56
de Baère T	4 个月	1		35 个月			
	6 个月	2					
	9 个月	2					
	12 个月	1					
	18 个月					39%	
Damian E	26.7 个月					61	

对于Ⅰ期非小细胞肺癌,RFA 治疗效果相当理想,1 年无病生存率为 60%。相对于手术治疗,RFA 能更大限度地保留肺实质,肺功能损伤较小。对于转移性肺癌,RFA 治疗失败的主要原因是新的肺内和肺外转移。

值得注意的是,以影像学为标准,RFA 的成功率似乎与肿瘤大小有关(表 6),与肿瘤的病理类型和烧灼区尺寸无关,直径小于 3 cm 的肿瘤完全消融率明显高于直径大于3 cm 的肿瘤,直径小于 5 cm 的肿瘤进行 RFA 似乎比较大的肿瘤更容易完全坏死。Caroline J 报道较小的肿瘤局部进展率低于较大的肿瘤(≤3 cm 与≥3 cm,$P<0.02$),在≤3 cm 肿瘤组中,1、2、3、4 和 5 年肿瘤无进展率分别为 83%、64%、57%、47%和 47%,而在较大肿瘤组分别为 45%、25%、25%、25%和 25%。

第四节　肺癌射频消融治疗与其他微创治疗的比较

一、肺癌治疗的方法

传统的治疗方法有手术、放疗、化疗。新兴的方法有射频消融、氩氦刀、光子刀、粒子植入、微波热凝、超声聚焦刀、光动力、支气管动脉灌注化疗及支气管动脉栓塞等。

二、RFA治疗优点

1. 微创，痛苦小，病人仅感觉热、出汗及疲劳。

2. 手术操作及术后处理简单，具备经皮肺穿刺技术的人员均能快速掌握该疗法，术后仅需预防应用抗生素等。

3. 见效迅速，疗效确切，可一次完成。

4. 安全可靠，并发症少，可有一过性低热，咯血，气、液胸等。

5 恢复快、住院时间短。

6. 可重复。

7. 可与其他治疗同步进行。

三、射频与化疗对比

1. 局部物理靶向治疗。

2. 时间短、见效快。

3. 无化疗毒副作用。

4. 3～5天后即可进行其他治疗，如化疗等。

5. RFA对局部肿瘤有效率为75%～95%，化疗是30%～50%。

6. RF＋化疗综合治疗效果更佳。

四、射频与放疗(光子刀)对比

1. 局部高温治疗，无放疗的毒副作用，为绿色治疗。

2. 时间短、见效快。而放疗需要进行1～1.5个月。

3. 3～5天后即可进行其他治疗，如化疗等。

4. 有效率为75%～95%，放疗局控率为33%～75%。

5. RF＋放疗，如纵隔淋巴结转移者，效果更佳。

五、射频与氩氦刀对比

1. 氩氦刀利用刀尖施放氩气(冷媒)和氦气(热媒)，使肿瘤快速冷却(－140℃)然后快速升温(40℃)，摧毁肿瘤。

2. 均为微创、肿瘤物理温度靶向治疗手段，疗效相近。

3. RITA技术具有针道消融的特点。

4. RFA费用低。

5. RITA有各种型号的消融针，适合不同大小和部位的肿瘤。

6. 射频设备更简单、便于携带，有电源就能工作。氩氦刀需备氩、氦双气，因此射频更利于在医疗机构普及。

六、射频与电化疗对比

1. 电化疗是利用电脉冲使细胞膜通透性增加，以利化疗药物导入肿瘤细胞内，更好地发挥药物的细胞毒性。

2. 电化疗时，先在肿瘤组织内或周围注射抗肿瘤药物，再在局麻下插入电极针，通电。

3. 电化疗仍存在肿瘤对化疗药不敏感的问题。

4. 具有化疗的副作用。

5. 射频疗效更确切、更直观。

七、射频与微波热凝对比

1. 微波治疗肿瘤也是利用微波对肿瘤的热效应。

2. 目前微波是单一电极，直径 3 cm，须插 12 个点，＞3 cm 的肿瘤须分次治疗。射频一点，消融范围就可达 7 cm，无需反复插针。

3. 中心型肺癌可借助纤维支气管镜进行介入微波治疗，缓解气道阻塞，结合 RFA 疗效更好。

八、射频与超声聚焦刀对比

1. 超声刀是利用超声波极强的穿透力，通过超声发射器发射的数百束高能超声波（相当于 5 万台普通 B 超机），像聚集太阳能一样使焦点汇集在肿瘤组织上，利用高能超声空化作用使肿瘤组织细胞膜破裂，同时高能超声波释放出巨大能量迅速转化为热能，瞬间焦点处肿瘤组织的温度达 70～100℃。

2. 无创。

3. 不能实时监控肿瘤内温度和阻抗，不够准确。

4. 含气脏器不适应，如肺组织。

九、射频与粒子植入对比

1. RFA 时间短，仅治疗一次，见效快。

2. 粒子刀仍然存在肿瘤细胞对射线是否敏感和耐受问题。

3. 粒子按每间隔长 1 cm、宽 1 cm 的间距分布于肿瘤一定的位置。如计算和定位不准确，则照射不完整。另外较大肿瘤则需植入较多粒子，费用昂贵。

4. RFA＋粒子植入治疗大肿瘤和中心型肺癌效果更好。

十、射频与光动力对比

1. 光动力效应治疗的前提是靶部位较易受到光辐照，也就是光纤维能够到达的部位，因此适合于造成腔内梗阻的肿瘤治疗。

2. 与 RFA 配合治疗中心型肺癌效果好。

十一、射频与支气管动脉灌注化疗或栓塞对比

1. 支气管动脉灌注化疗（BAI）或加栓塞（BAE）术总有效率＜69.4%，且与肿瘤血运和病理分型相关。有不同程度恶心、呕吐、发热等副反应，严重的并发症为脊髓损伤及异位栓塞，考虑可能为支气管动脉与肋间动脉共干，并与脊髓根动脉吻合，造影剂或药物浓

度过高时可刺激血管使其痉挛，或是导管留置时间过长引起血管缺血有关。

2. RFA 具有明显优势。

十二、总结

1. 射频消融能治好(治愈)肺癌吗?

射频消融目前治疗的适应人群局限于中晚期患者，对这类病人，现有的治疗手段都是以延长生命为主要目的，同时兼顾患者的生活质量，射频消融在这些方面更具备优势。

2. 射频消融是肿瘤综合治疗的手段之一，应客观评价、客观宣传，选择个体化的、最佳的综合治疗方案。

未来的研究必须定位于 RFA 对局部控制的有效率以及此项技术的可行性。此类实验必须包含标准的消融准则，并建立 RFA 后监测计划。为了促进此类实验的发展，我们推荐以下措施：①在 RFA 后 1 个月进行首次 CT 扫描，以后每 3 个月进行一次；②局部复发不仅仅定义为再次出现的或在治疗肺叶上残存的疾病，还应包括处于进展期的 N_1 和 N_2 淋巴结；③以组织病理学检查确定无活性肿瘤或可能发生的局部复发；④报道无病间期和无病生存情况。

胸外科医生有义务有责任成为早期肺癌的治疗的专家。积极参与到 RFA 和其他新技术的发展会为我们的病人提供更好的、更安全的治疗。

参 考 文 献

Abbas G, Schuchert MJ, Pennathur A, et al. 2007. Ablative treatments for lung tumors: radiofrequency ablation, stereotactic radiosurgery, and microwave ablation[J]. Thorac Surg Clin, 17(2): 261～271

Abbas G, Schuchert MJ, Pennathur A, et al. 2007. Ablative treatments for lung tumors: radiofrequency ablation, stereotactic radiosurgery, and microwave ablation[J]. Thorac Surg Clin, 17(2): 261～271. Review

Berber E, Rogers S, Siperstein A. 2005. Predictors of survival after laparoscopic radiofrequency thermal ablation of hepatocellular cancer: a prospective study[J]. Surg Endosc, 19(5): 710～714

de Baère T, Palussière J, Aupérin A, et al. 2006. Midterm local efficacy and survival after radiofrequency ablation of lung tumors with minimum follow-up of 1 year: prospective evaluation[J]. Radiology, 240(2): 587～596

Dupuy DE, DiPetrillo T, Gandhi S, et al. 2006. Radiofrequency ablation followed by conventional radiotherapy for medically inoperable stage I non-small cell lung cancer. Chest, 129(3): 738～745

Fernando HC, De Hoyos A, Landreneau RJ, et al. 2005. Radiofrequency ablation for the treatment of non-small cell lung cancer in marginal surgical candidates[J]. J Thorac Cardiovasc Surg, 129: 639～644

Haasbeek CJ, Senan S, Smit EF, et al. 2008. Critical review of nonsurgical treatment options for stage I non-small cell lung cancer[J]. Oncologist, 13(3): 309～319

Herrera LJ, Fernando HC, Perry Y, et al. 2003. Radiofrequency ablation of pulmonary malignant tumors in non-surgical candidates[J]. J Thorac Cardiovasc Surg, 125: 929～937

Hiraki T, Tajiri N, Mimura H, et al. 2006. Pneumothorax, pleural effusion, and chest tube placement after radiofrequency ablation of lung tumors: incidence and risk factors[J]. Radiology, 241(1): 275～283

Horkan C, Dalal K, Coderre JA, et al. 2005. Reduced tumor growth with combined radofequency ablation and radiation therapy in a rat breat tumor model[J]. Radiology (2005)235, 81～88

Kishi K, Nakamura H, Kobayashi K, et al. 2006. Percutaneous CT-guided radiofrequency ablation of pulmonary malignant tumors: preliminary report[J]. Intern Med, 45(2): 65～72

Lang PO, Schwarze ML, Alexander GC. 2005. New technologies meeting old professional boundaries: the emergence of carotid artery stenting[J]. J Am Coll Surg, 200: 854～860

McTaggart RA, Dupuy DE. 2007. Thermal ablation of lung tumors. Tech Vasc Interv Radiol, 10(2): 102～113. Review

Mery CM, Pappas AN, Bueno R, et al. 2005. Similar long-term survival of elderly patients with non small cell lung cancer related with lobectomy or wedge resection within the surveillance, epidemiology and end-results database[J]. Chest, 128: 237～245

Miao Y, Ni Y, Bosmans H, et al. 2001. Radiofrequency ablation for eradication of pulmonary tumor in rabbits[J]. J Surg Res, 99(2): 265～271

Mukai T, Mimura H, Gobara H, et al. 2007. Radiofrequency ablation followed by radiation therapy for large primary lung tumors. Acta Med Okayama, 61(3): 177～180

Nguyen CL, Scott WJ, Young NA, et al. 2005. Radiofrequency ablation of primary lung cancer: results from an ablate and resect pilot study[J]. Chest, 128(5): 3 507～3 511

Rossi S, Dore R, Cascina A, et al. 2006. Percutaneous computed tomography-guided radiofrequency thermal ablation of small unresectable lung tumours[J]. Eur Respir J, 27(3): 556～563

Sano Y, Kanazawa S, Gobara H, et al. 2007. Feasibility of percutaneous radiofrequency ablation for intrathoracic malignancies: a large single-center experience[J]. Cancer, 109(7): 1 397～1 405

Simon CJ, Dupuy DE, DiPetrillo TA, et al. 2007. Pulmonary radiofrequency ablation: long-term safety and efficacy in 153 patients[J]. Radiology, 243(1): 268～275

StienkeK, HaghighiKS, WucfS, et al. 2005. Effect of vessel diameter on the creation of ovine lung radiofrequency lesions in vivo: preliminary results[J]. J SurgRes, 124(1):

85～91

VanSonnenberg E, Shankar S, Morrison PR, et al. 2005. Silverman. Radiofrequency ablation of thoracic lesions: part 2, initial clinical experience-technical and multidisciplinary considerations in 30 patients[J]. AJR Am J Roentgenol, 184(2): 381～390

Waddle JA. 2006. Radiofrequency ablation of liver and lung tumors. Radiol Technol, 78(1): 45～55

Yamagami T, Kato T, Hirota T, et al. 2007. Risk factors for occurrence of local tumor progression after percutaneous radiofrequency ablation for lung neoplasms[J]. Diagn Interv Radiol, 13(4): 199～203

Zhu JC, Yan TD, Morris DL. 2008. A systematic review of radiofrequency ablation for lung tumors[J]. Ann Surg Oncol, 15(6): 1 765～1 774

第十章 超声支气管镜的临床应用

第一节 概 述

支气管镜检查由于受气道表面和管腔结构的限制，对于管壁内或管腔外的病灶，往往只能根据间接征象，如黏膜色泽改变，局部黏膜水肿、隆起，管腔狭窄来判断。虽然胸部CT等有助于诊断，但其准确率更主要的是依赖于临床经验。同样，对于纵隔内病灶，正电子发射体层显像、磁共振、CT扫描等都可用于诊断、区分纵隔内结构，但其肺癌TNM分期与术后符合率偏低，纵隔内转移性淋巴结的发现率不理想。另外，还存在假阳性和假阴性等情况。

关于气管和支气管周病变的诊断，通常在支气管镜引导下进行经支气管针吸活检(Transbronchial needle aspiration TBNA)。过去的方法不能实时穿刺，所以诊断率很难令人满意，因此为了明确诊断，必须对病人实施全身麻醉然后进行纵隔镜检查。纵隔镜检查的临床并发症较多，如气胸、大出血、喉返神经损伤、周围脏器损伤等，同时成本也相对较高。为了提高诊断率，希望可以出现能够实时穿刺的产品，因此，超声支气管镜就这种临床工作的需求下发明的，其可以对气管及支气管周病变进行准确穿刺。

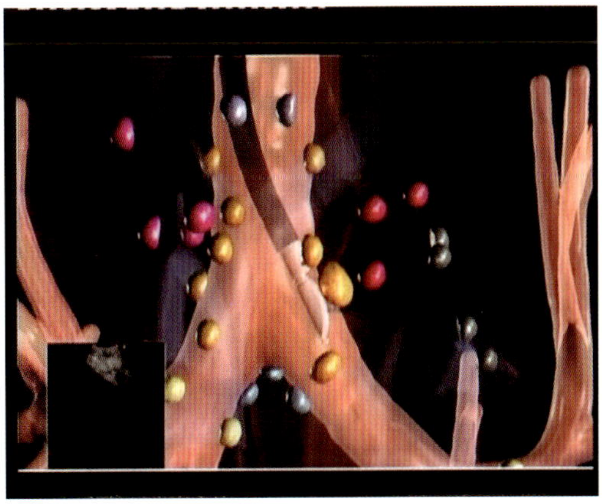

图 10-1-1 气管、支气管周围临近脏器和淋巴结示意图

经支气管镜腔内超声(endobronchial ultrasonography EBUS)是用超声支气管镜或将微型超声探头(ultrasonic probe, USP)通过支气管镜进入气管、支气管管腔，通过实时超声扫描，获得气管、支气管管壁各层次以及周围相邻脏器的超声图像(图 10-1-1)，从而进一步提高诊断水平。EBUS-TBNA最大的优点在于对于气管、支气管周围第1～11组淋巴结都可以进行穿刺检查，相对于纵隔镜或胸腔镜下淋巴结活检，具有创伤小、简单快捷等优点。

一、手术适应证

1. 对肺癌手术前淋巴结转移情况进行分期。

2. 术后复查时对可疑转移淋巴结的诊断。

3. 肺癌化疗后通过对淋巴结活检评估其效果。

4. 对原因不明淋巴结肿大的诊断。

另外,EBUS-TBNA 在其他方法难以诊断的肺癌和纵隔肿瘤中,有着无可比拟的优势,通过穿刺活检进行病理学诊断,结果确实可信,有利于临床医师确定下一步治疗方案。

二、手术禁忌证

不适合于常规支气管镜检查者均为 EUBS 术的禁忌证,以及严重气管狭窄在行腔内超声时可能引起窒息,应该极为慎重。

三、EBUS 检查技术

USP 是腔内超声的最重要组成部分,不同类型 USP 大小、外形及工作频率均不同。EBUS 常选用带囊型 USP,导管式探头借助于支气管镜的操作管道插入气管、支气管内,在直视下,将探头头端放置在感兴趣区的黏膜上,以获取组织内部的超声结构。支气管分泌物足以作为良好的耦合剂,让声波穿透邻近的支气管、气管或纵隔。为评价周围支气管病变,探头可进一步伸至周围支气管,并很容易获得 360°扫查切面。一旦了解病变的确切位置,移去 USP,再行穿刺、活检、刷检等,以进一步明确诊断。

四、使用方法

1. 水囊法　适用于中央支气管。具体方法:经注水管道向 USP 水囊内注入 3～5 ml 脱气水(图 10-1-2～3),使水囊直接接触所需探测的支气管管壁,以显示管壁的层次及其外侧相应的器官。根据不同检查部位和不同需要,调节注入水囊内的水量。对于气管内的操作,水囊内注水不宜过多,以避免造成窒息。水囊用的水应为脱气水,这样能在 USP 与病灶间形成较好的声场,使超声图像清晰。

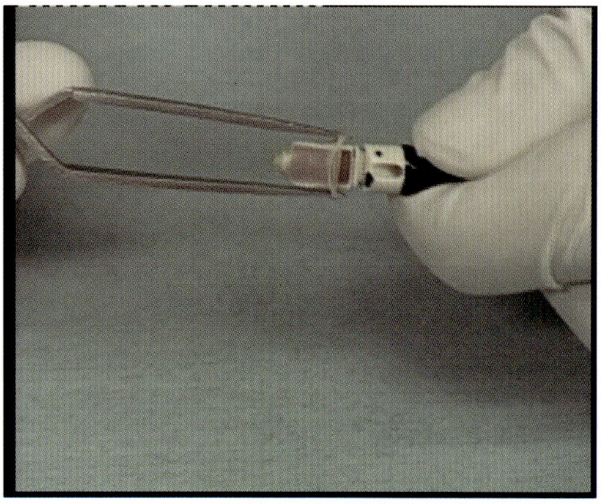

图 10-1-2　将水囊套入支气管镜头端

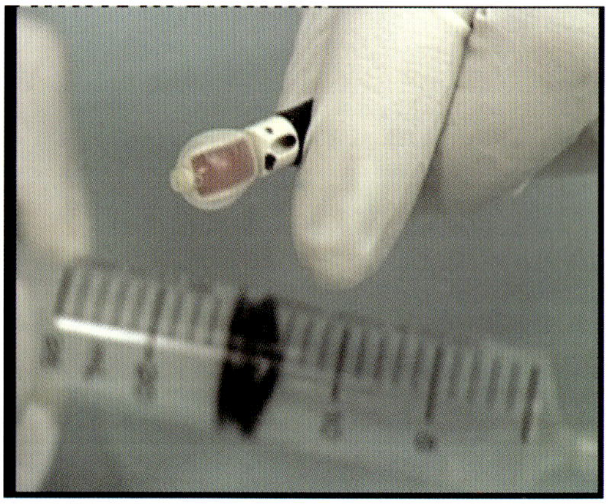

图 10-1-3　向水囊内注入 3～5 ml 脱气水

2. 直接接触法　适用于周围支气管。具体方法是将 USP 水囊内的空气或水抽尽后，或用不带水囊型 USP，直接接触支气管管壁黏膜进行扫描。因水囊内无水及 USP 与病灶间距离太近，所显示的超声图像近场和远场多不清晰。

第二节　EBUS-TBNA 操作过程及注意事项

一、操作过程

下面以第 7、3 组淋巴结活检为例(图 10-2-1，图 10-2-2)，介绍整个操作过程。手术进行时操作人员及器械的位置(图 10-2-3)。

EBUS-TBNA 超声内镜与普通内镜略有不同，其观察方向为前方斜视，在进入声门时应看到声带(图 10-2-4)。进镜后，首先使水囊膨胀，让探头贴在右主支气管上，镜下可以看到探头(图 10-2-5)，移动探头寻找第 7 组淋巴结(图 10-2-6)，描绘出淋巴结的最大截面(图 10-2-7)，测量淋巴结的大小及将要穿刺的深度，同时利用彩色多普勒确定淋巴结内的血流是否丰富(图 10-2-8)。插入套管(套管头部应在视野以内)后置入穿刺针进行穿刺，在超声监控下，当穿刺针刺入淋巴结后，拔出穿刺针的内芯，安装针头穿刺(图 10-2-9)，利用负压吸引吸取病变组织(图 10-2-10)，涂片(图 10-2-11)后进行病理诊断(图 10-2-12)。

腔静脉后第 3 组淋巴结的穿刺活检，彩色多普勒显示淋巴结位置(图 10-2-13)和血流丰富的腔静脉(图 10-2-14)，而淋巴结内无明显血流，置入穿刺针取得病变组织进行病理诊断(图 10-2-15)。

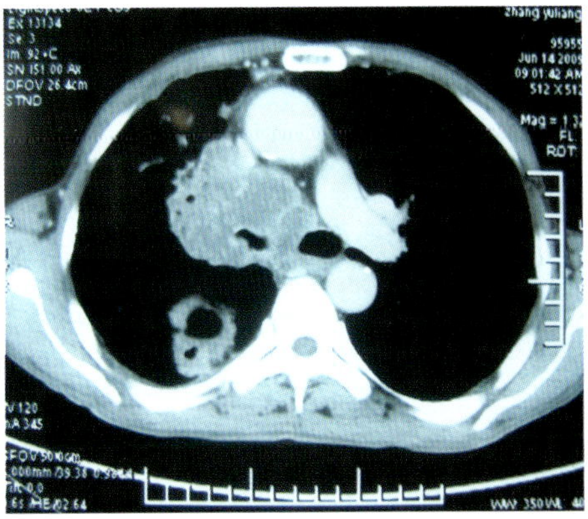

图 10-2-1　胸部 CT 示隆突下第 7 组肿大淋巴结

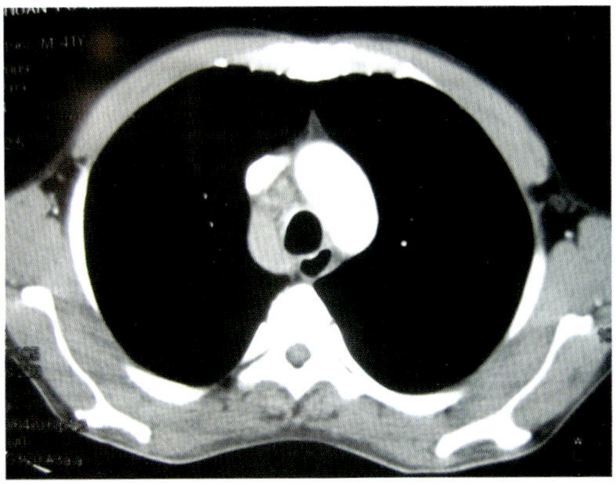

图 10-2-2　胸部 CT 检查示 3a 组淋巴结肿大

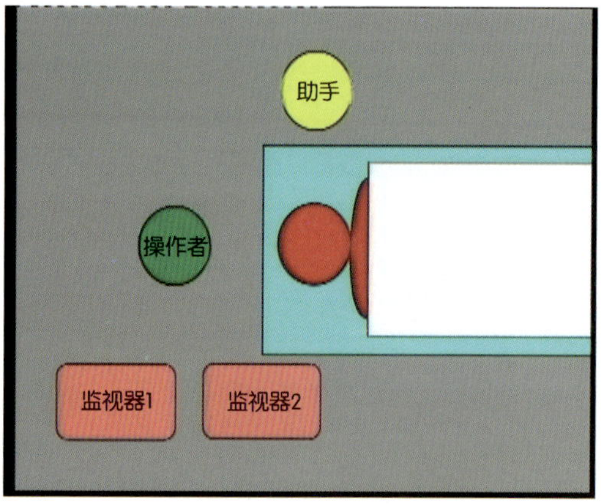

图 10-2-3　术中人员和器械位置安排

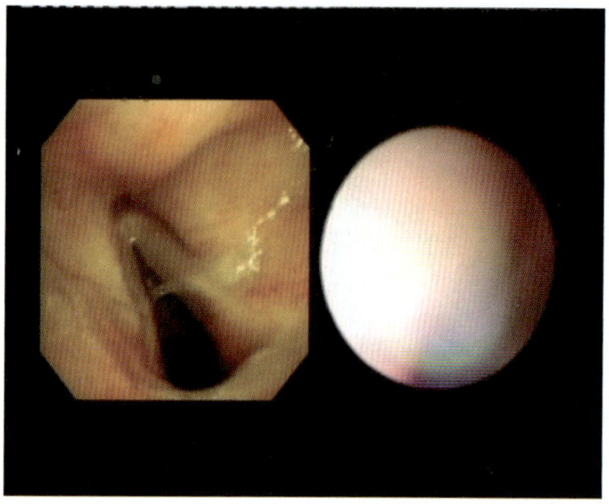

图 10-2-4　气管镜在进入声门时应看到声带

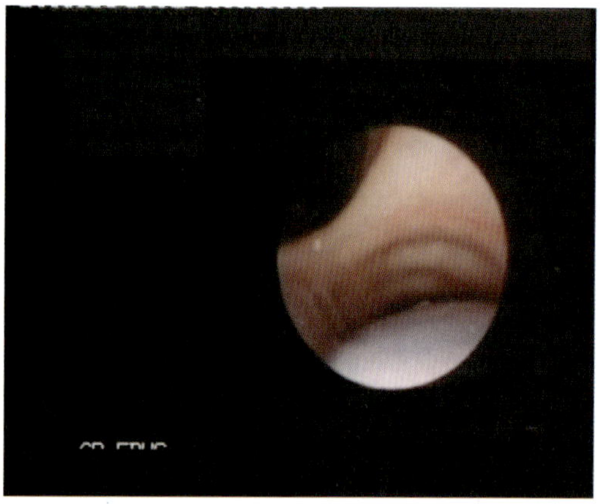

图 10-2-5　镜下可看到超声探头

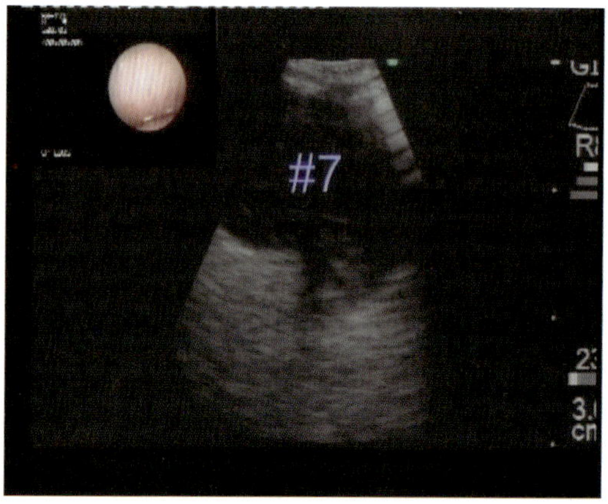

图 10-2-6　进镜后将探头置于右主支气管处，移动探头找到淋巴结

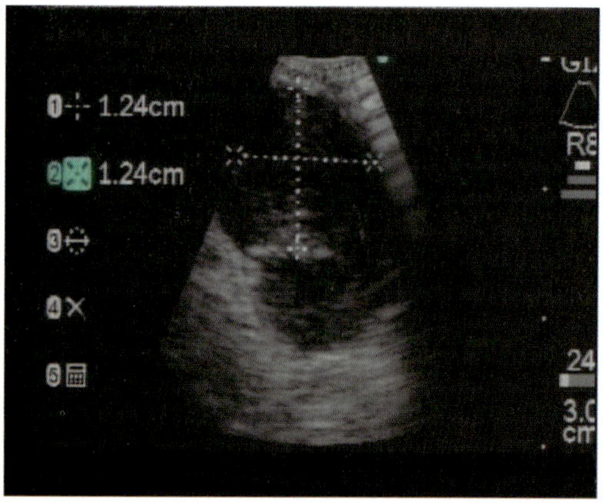

图 10-2-7　测量淋巴结最大截面

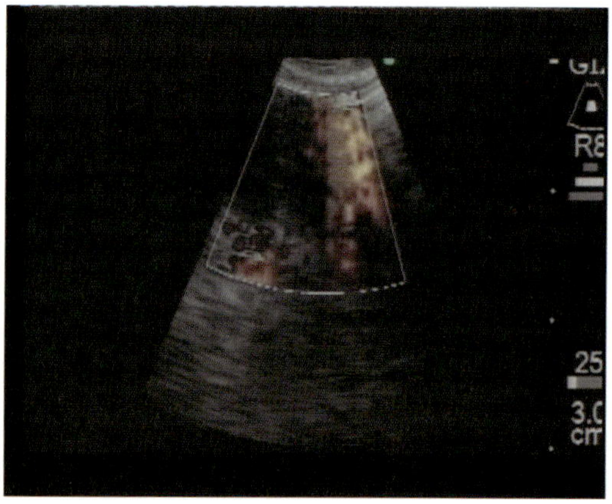

图 10-2-8　确定淋巴结内的血流

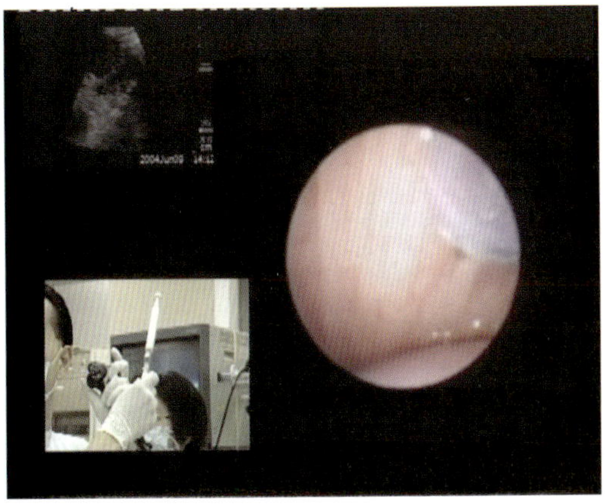
图 10-2-9 确定穿刺部位置入穿刺套管

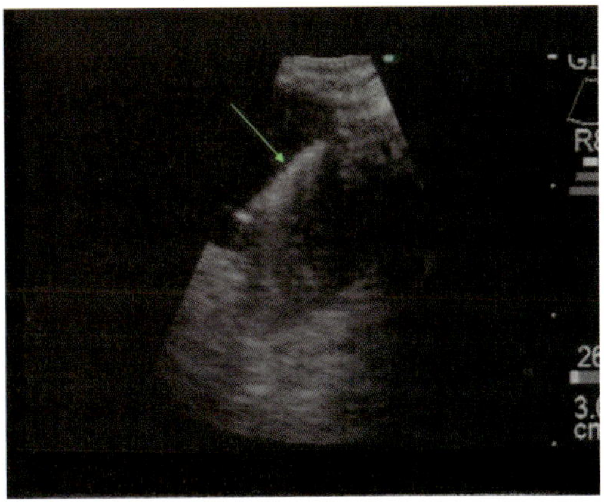
图 10-2-10 反复穿刺抽吸，箭头处为穿刺针

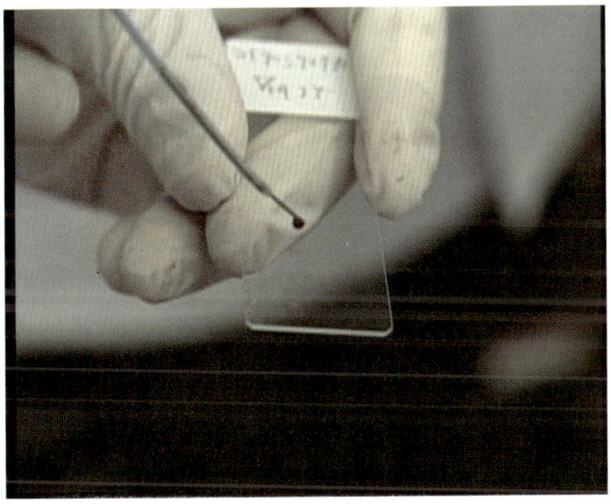
图 10-2-11 穿刺后，给予组织涂片

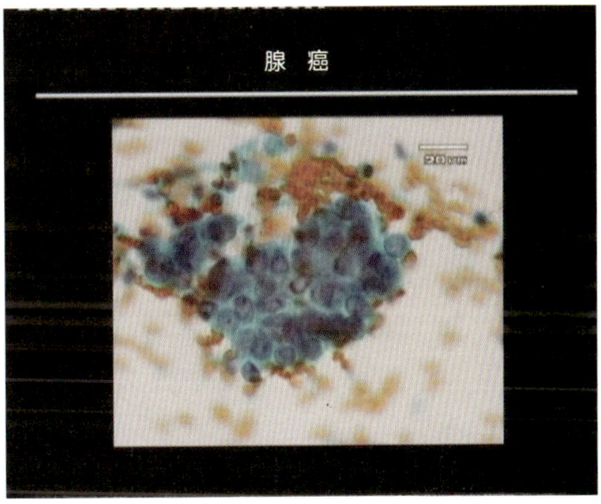

图 10-2-12 病理诊断为腺癌

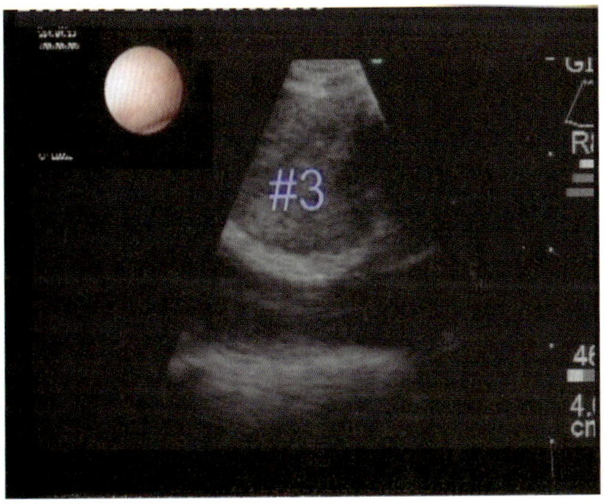

图 10-2-13 确定第 3 组肿大淋巴结

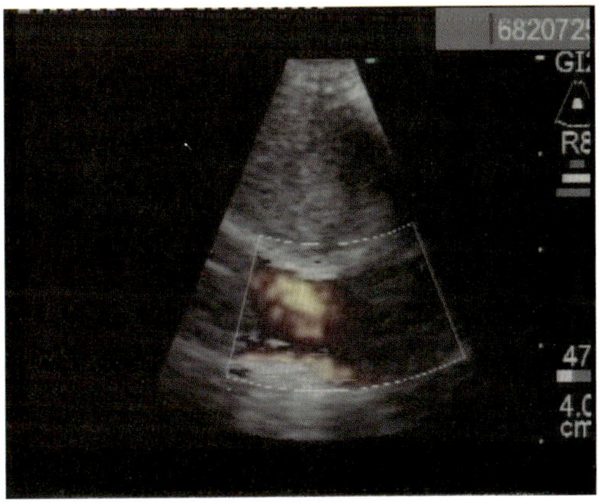
图 10-2-14 彩色多普勒显示腔静脉血流丰富

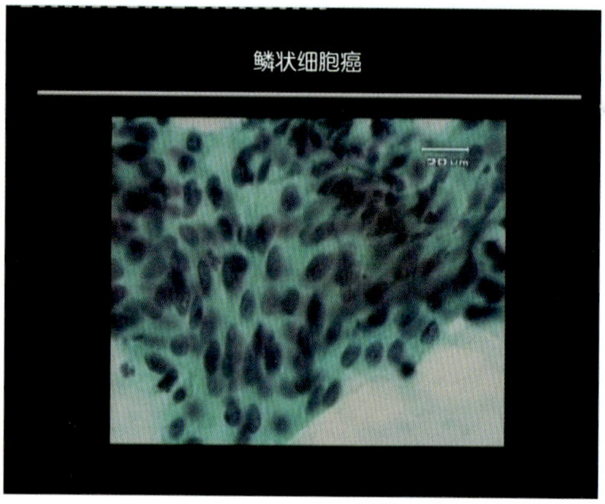

图 10-2-15　病理诊断为鳞状细胞癌

二、注意事项

EBUS 检查较安全，一般无严重并发症，无死亡发生，其可能的并发症有：

1. 窒息　主要由于水囊内注水过多。避免方法是水囊内注水应逐步增加，尤其是气管内的操作，时间应短，注水量应少；对于一侧主支气管明显狭窄的患者，在另一侧主支气管内不宜行水囊显示法探测。

2. 器械损伤　USP 可能造成支气管管壁损伤，因此操作要熟练、轻柔。

3. 出血　据报道有 1%的患者可出现中等量(>30 ml)出血，无须插管。但对于表面黏膜病变严重、触之易出血的患者，应慎行 EBUS 检查，必要时在操作前后腔内应用止血药物；

4. 心血管意外　可能是因为水囊压迫支气管管壁，通过神经反射，引起心律失常、心搏骤停等，应立即停止操作，密切监测，及时抢救。

第三节　镜下超声图像分析

应用 EBUS 对支气管病变进行诊断，首先必须对支气管壁声像图进行准确的分层显示。

一、正常气管、支气管及分支的超声图像

在中央气道，超声可显示 7 层超声解剖结构，由内而外包括黏膜层、黏膜下层、软骨内膜、软骨、软骨外膜、结缔组织、外膜(图 10-3-1)。在周围支气管内，超声图像因受周围富含气体结构的干扰而显示并不良好，此时 EBUS 主要用于液性结构或囊性病灶与肺实质的鉴别，这有助于穿刺活检。

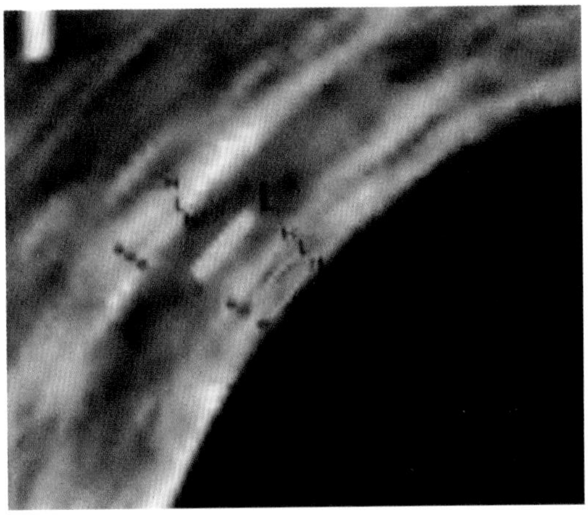

图 10-3-1　支气管壁声像图

二、气管、支气管管壁或管外浸润性病变声像图表现

正常情况下，由于空气与肺组织形成多个界面，肺组织具有较强反射声波的特征；肺部肿块与周围组织相比组织密度通常较低，当 USP 沿着气管或支气管黏膜表面探测时，可显示支气管管壁的厚度、管壁内肿瘤浸润的范围和深度。许多肉眼所见的黏膜改变，如黏膜颜色变化、黏膜水肿、病理性血管征、局限性隆起、狭窄等，常与超声所探测到的病灶相关。

三、周围支气管小结节病灶声像图表现

根据周围型病灶其本身的超声图像特点分为Ⅰ、Ⅱ和Ⅲ型，这些病灶内部结构特点主要是包括病灶内部回声型，以及血管、支气管结构等形态上的强回声，据此又将这 3 型分为 6 个亚型。

Ⅰ型：匀质型图像。

Ⅰa 型：伴有未闭血管和细支气管的匀质型图像。此型在 EBUS 上的图像特点是在病灶内可以见到自由舒缩的血管和正常的细支气管，病灶内部回声为匀质性，超声图像的衰减很少，即使是在探头周围 15～20 mm 的范围，均可以清楚显示；由于病灶可以跨肺叶，所以超声图像显示病灶的边缘常为线性的。

Ⅰb 型：不伴有未闭血管和细支气管的匀质型图像。病灶内部回声为匀质性的，但是可以扫描到斑状或线状的高回声图像，病灶内没有血管。与Ⅰa 型相似，其图像的衰减较小，探头周围 15～20 mm 范围内的结构显示得清楚。

Ⅱ型：强回声小点和弧线样图像。

Ⅱa 型：强回声小点和弧线样改变，不伴有血管显像。EBUS 图像为强回声小点和弧线样改变，未发现病灶内有血管。病灶中有含气的肺泡结构是高分化肺腺癌的特征性表现，这些病灶中所含有气体的肺泡结构阻碍了血管的显像。病灶的边缘为湮状。如果病灶包覆有肺泡，表面高回声结节或高回声细区，使病灶边界清楚。

Ⅱb型：强回声小点和弧线样改变，伴有血管显像。EBUS显示为高回声小点，病灶分布不规则，肺泡内仍有相应的残留气体，此时高分化的腺癌增殖并替代了肺泡结构，由于癌细胞的密度高，残留的气体较Ⅱa型少；病灶内有血管显像，但血管很少或没有舒缩。病灶表面覆有肺泡上皮，由于肿瘤的生长与周围组织无关，因此病灶的边缘不规则。

Ⅲ型：非匀质性图像。

Ⅲa型：伴有高回声小点和短线的非匀质性图像。病灶呈高细胞密度的团块，EBUS显示为伴有高回声小点和短线的非匀质性图像，周围的声波传递呈衰减性改变，所以只有探头周围6～8 mm范围的结构可显示清楚，且边界不清楚。不过，由于病灶是不沿着肺的结构生长，而是随意的膨胀性生长，所以病灶的边缘常呈圆形。Ⅲa型病灶内部可以看到舒缩的支气管或含气肺泡结构，但病灶中未发现血管。中分化鳞癌患者在EBUS的图像上显示有多个由肿瘤坏死所造成的自由回声，这是鳞癌的特点。

Ⅲb型：不伴有高回声小点和短线的非匀质性图像。EBUS显示为高细胞密度和团块外形，内部回声为非均质性图像，没有血管或小斑片状或线状的高回声区。

四、纵隔内病变声像图表现

纵隔内的定位通常比较困难，除了纵隔内解剖结构较复杂，呼吸、脉搏易造成伪像外，最主要的是纵隔内超声回声不像气管壁分层那样简单。在声像图上血管是比较容易被辨认的，血管断面呈无回声状态或卵圆形结构，实时显像时可观察到血管的搏动和血流；淋巴结表现为边缘清晰的卵圆形或圆形孤立的低回声结构，直径一般小于5 mm，淋巴结中央有时能看到显著高回声区，这是由于淋巴结周围存在脂肪组织，提示为正常淋巴结。EBUS更重要的是可显示血管与气管、肿瘤或淋巴结的相对位置，利用这些信息，在穿刺过程中可避免损伤血管等重要结构。

参考文献

柯明耀，姜燕，谢红旗等. 2006. 气道内超声检查引导经支气管针吸活检的价值探讨[J]. 临床肺科杂志，11(1)：71～72

李静，陈正贤，刘宽. 2007. 气道内超声扫描评估支气管和肺内占位性病变对支气管壁的侵犯深度[J]. 实用医学杂志，23(3)：307～309

李静，陈正贤. 2006. 气道内超声诊断技术及新进展[J]. 国际呼吸杂志，(2)：134～138

Antillon MR，Chang KJ. 2000. Endoscopic and endosonography guided fine-needle aspiration [J]. Gastrointest Endosc Clin N Am，10(4)：619～636

Falcone F，Fois F，Grosso D. 2003. Endobronchial ultrasound[J]. Respiration，702，70(2)：179～194

Herth F，Becker HD，LoCicero J 3rd，et al. 2002. Endobronchial ultrasound in therapeutic bronchoscopy[J]. Eur Respir J，20(1)：118～121

Herth FJ，Becker HD，Ernst A. 2003. Ultrasound-guided transbronchial needle aspiration: an experience in 242 patients[J]. Chest，123(2)：604～607

Nakano N,Nakahara K,Vasumitsu T,et al. 1994. Mediastinal ultrasonography for the assessment of mediastinal lymph node metastases in lung cancer patients[J]. Surg Tody,24,(2):106～111

Smith MB,Lobe TE,Schropp KP,et al. 1996. A prospective evaluation of an endoscopic ultrasonic probe to detect intraparenchymal malignancy at pediatric thoracoscopy[J]. J Laparoendosc Surg,6(6):233～237

Steiner RM,Liu JB,Goldberg BB,et al. 1995. The value of ultrasoundguided fiberoptic bronchoscopy[J]. Clin Chest Med,16:519～534

Tanaka F,Muro K,Yamasaki S,et al. 2000. Evaluation of tracheobronchial wall invasion using transbronchial ultrasonography[J]. Eur J Cardiothorac Surg,17(5):570～574

Vilmann P,Krasnik M,Larsen S 等. 2006. 超声内镜引导细针穿刺和支气管内超声引导的经支气管针吸:在纵隔病变中的联合检测[J]. 世界核心医学期刊文摘·胃肠病学分册,2(1):28～31

Yamasaki A,Tomita K,Sano H,et al. 2003. Measuring Subepithelial Thickness Using Endobronchial Ultrasonography in a Patient with Asthma: A Case Report[J]. Surgical Endoscopy,181(3):115～120

Yasufuku K,Chiyo M,Sekine Y,et al. 2004. Real-time endobronchial ultrasound-guided transbronchial needle aspiration of mediastinal and hilar lymph nodes[J]. Chest,12(6):122～128

图书在版编目(CIP)数据

胸部微创外科技术/丛波,赵小刚,彭传亮主编.—济南:山东科学技术出版社,2009
ISBN 978-7-5331-5523-0

Ⅰ.胸…　Ⅱ.①丛…②赵…③彭…　Ⅲ.显微外科学—胸部外科手术　Ⅳ.R655

中国版本图书馆 CIP 数据核字(2009)第 217846 号

胸部微创外科技术

主编　丛　波　赵小刚　彭传亮

出版者:山东科学技术出版社
地址:济南市玉函路 16 号
邮编:250002　电话:(0531)82098088
网址:www.lkj.com.cn
电子邮件:sdkj@sdpress.com.cn

发行者:山东科学技术出版社
地址:济南市玉函路 16 号
邮编:250002　电话:(0531)82098071

印刷者:莱芜市圣龙印务有限责任公司
地址:莱芜市莱城工业区
邮编:271114　电话:(0634)6115012

开本: 787mm×1092mm　1/16
印张: 8.5
版次: 2010 年 1 月第 1 版第 1 次印刷

ISBN 978-7-5331-5523-0
定价:60.00 元